バブル経済の時代であり、職場不適応者を企業全体が受け入れ、バブル的配慮で守ってきました。しかしながら、バブル経済の崩壊とともに、バブル的配慮も消失せざるを得なくなったのです。そして、わが国の長年にわたる環境整備中心の産業精神保健のなかで、触れることがタブー視されていた「個人」に目を向けた対策が必要となってきたのです。

私自身は、以前から、今と同じ話をし続けてきたのですが、十数年前にはあまり耳を傾けられませんでした。その理由は、不適応者の問題はあくまでも環境整備による配慮によって解決できると考えられていたからです。個人を悪者にはしたくないというのです。しかしながら、昨今は、多くの企業や労働組合などから講演や相談の依頼をうけ、休む暇もない毎日を送っています。十数年前に毛嫌いされた話が、今ではあちらこちらから求められているのです。私の話は、決して、不適応に至った従業員を悪者にしようということではありません。個人を悪者にしているのではなく、不適応の理由は個人にあると言っているだけなのです。個人の問題に目を向け、解決することが、個人を、そして企業を救うのです。不適応者の適応能力を高めることによって、問題の解決を図ろうとしているのです。

また、企業でのうつ病・自殺対策に関しては、数十年も前から同じことが語られ続けています。うつ病に対する理解のずれが、うつ病対策の効果が十分に上がらないという結果を作り上げているのではないでしょうか。胃癌対策は、どんどん進歩しています。企業における定期健診での胃透視（バリウム）検査や人間ドックによる胃カメラ検査が簡単に行われるようになり、本人の自覚症状がないごく早期の段階で癌が発見され、多くの人が完治しています。発癌物質などの環境要因の対策に加えて、個人への健診・治療が進んだ結果です。私は、心理・精神的問題に関しても、環境整備から個人の健診・治療の時代に入ってきていると痛感しています。

企業からの依頼で講演させていただくなかで、ぜひ講演内容を本にしてほしいとのご意見を多く頂戴し、今回恥ずかしながら出版させていただくことになりました。本書は、企業のメンタルヘルスにかかわる保健師、衛生管理者、人事・労務管理者などの多くの方々に読んでいただくことを望み、また、私自身の知識の浅さもあり、論文の引用などは避け、平易な表現でまとめさせていただきました。本書の内容に興味を持ち、さらに勉強したいと思われる方は、ぜひ、『自己愛人間』（小此木啓吾著　朝日出版刊　一九八一　ちくま文庫　一九九二）、『幻滅論』（北山修著　みすず書房刊　二〇〇一）を読まれることをおすすめします。

本稿の最後にあげた「不適応事例への対応手引き」は、私が関係する企業の元保健師中澤裕子さんが、精神科顧問医として私が指導・対応した内容を記録しまとめてくださったものに手を加えて掲載させていただきました。

最後に、私のいっこうに進まない筆を魔法のように動かしてくださった、ゆいぽおとの山本直子さんに心から感謝を申し上げます。現実に魔法はないはずなのですが……。

二〇〇六年六月

古井　景

目次

Ⅳ　職場でのメンタルヘルス

Ⅴ　実践編　職場でのメンタルヘルス

装幀／小寺剛（リンドバーグ）

I　現実不適応とうつ病

1　精神科医師と臨床心理士

心身両面にわたって健康を扱う責務

私は、精神科の医師であり、臨床心理士の資格も得ています。臨床心理士は、文部科学省（旧文部省）の管轄で、財団法人日本臨床心理士認定協会が認定する認定資格です。国家資格と思われる方が多いようですが、厚生労働省が検討する国家資格化（医療心理師）はまだ成立していませんから、現時点では民間の認定資格です。文部科学省が中学校にスクールカウンセラーの全校配置を進めていますが、この中心になっているのは臨床心理士です。

世界保健機関（World Health Organization）憲章の前文（一九四五、一九四九年）に、「健康とは、単に疾病や虚弱ではないというだけではなく、身体的、精神的、社会的に充分に良好な状態をいう」とあります。また、医師法（昭和二十二年）の第一条には、「医師は、医療及び保健指導をつかさどることによって公衆衛生の向上及び増進に寄与し、もって国民の健康な生活を確保するものとする」とあり、医師というのは、本来心身両面にわたって人の個人的および社会的な「健康」を扱うのが責務なのです。しかし、身体医学が非常に高い水準に達した現在、日本では、一方で心理的側面に対する医学的な治療、ケア、かかわりが取り残されてしまいました。本来は、内科医でも外科医でも、まず精神医学を学ぶべきでしょう。医師としての基礎知識として、心理学を学んでおくべきでしょう。しかし、わが国の医学教育においては、精神医学も臨床心理学も軽視されている傾向にあります。

精神医学は、脳の問題、脳の神経（神経伝達物質）の異常を扱います。手術によって外科的に脳の中の問題を解決するのが脳神経外科です。それに対して、薬という内科的な治療によって脳の中の問題を解決しようとするのが、精神医学です。

精神科医師に限らず、医師は患者さんの悩みを聞いて、それをひもとき専門家としての責任で相談に乗っていくということを教育されているのではなく、また、それを仕事にしているのでもないのです。

「言葉の薬」の処方はカルテに記載

「患者の話を聞く良い先生」「患者の話を聞かない悪い医師」というようなことが、よく新聞に載っていますが、「患者の話を聞く」とはどのようなことなのでしょうか。

医師法には、医療行為を行った場合には、もれなく診療記録に記載することが義務づけられています。医療行為はすべてカルテに記載しなければいけないのです。患者さんの話を聞いてやりとりをしている医師が、医療行為として患者さんと会話を交わしているのであれば、医師の言葉は、「言葉の薬」であって、その処方を薬と同様に、カルテに記載しなければなりません。

たとえば、患者さんが寝られないといったら「不眠」と書いて、処方した薬剤の記載をします。それ以外に「どんなことが悩み？　ああ、お嫁さんのことで大変だねえ。そういうときはこうこう、こうだよ」というようなやりとりをしたとして、そのやりとりをカルテに記載するかどうかです。その会話に対して医療行為としての認識を医師がもっているかいないかです。患者さんの側からすると、医師の言葉は医療行為として、治療の一環としてのアドバイスと受け止めます。医師がこのやりとりを細かくカルテに記載しているのであれば、その医師は医療行為との認識で「言葉の薬」を処方していることになります。後日、患者さんが「先生、あのときにこう言いましたよね」と主治医に問うことがあっても、カルテにその「言葉の薬」の処方と処方した理由が記されていますから、「いや、そうだったかな」で終わってしまうことはなく、「あのときはこういった理由でその言葉を使ったのですよ」と、医療行為としての説明をすることができます。

心理療法を治療の一つと考えている精神科医師

心の病《やまい》に対して言葉の薬を処方し、言葉のメスで手術を行う、サイコセラピー（psychotherapy：精神療法あるいは心理療法）を、治療の一つと考えている精神科医師がいます。私もそうです。そのような立場の医師は、患者さんとのやりとりは、できるだけ逐語に近い形でカルテに記載します。なぜかというと、「先生、一年前にああ言ったじゃないか」と患者さんに言われたとしても、そのことに対して、責任を持つからです。「いや、あのときはこういう状態だったから、こういうアドバイスをしたのであって、今は、あなたはこのような状態だから、このように言っているのですよ。私が言っていることが正反対に思えるかもしれないが、状況が違うのだから」と、きちんと説明するのです。

十年近く面接をしている患者さんですと、「先生、あのときこう言ったよね、三年前」「悪いけど、それは三年前じゃなくて、五年前だよ」ということもあります。私は十年間の面接の中で、何月何日まではわかりませんが、いつごろ患者さんがどのような状態で、それに対して、私がどのように言葉を投げかけて、その言葉に対してどのような反応があったかということ、つまり、「言葉」を交わす患者さんと私との関係のなかで、十年間の「言葉」が積み重なっているということを、治療の一環として考えて面接をしています。

同じようなことが外科の先生にもあるようです。外科医は、自分が手術をした患者さんの手術内容をしっかり覚えていると聞いたことがあります。「ああ、あれは十年前の手術だったね。あのときは……」と、昨日のことのように十年前の手術の様子を話すことがあります。外科医が手術に対して責任を負っているのと同様に、サイコセラピーを行う者にも責任があり、外科医がメスを使うように、自らの言葉を道具（メス）として使っていくのです。

薬物療法とサイコセラピー

「心」を扱うとなると、やさしく話を聴いてくれて、あたたかく励ましてくれて、悩みの相談に乗ってくれて、アドバイスをくれて、助けてくれて……という話になりがちです。しかし、専門家としての責任において心を扱うとなると、それなりの責任を負える専門性が必要になってきます。この意味では医師は、臨床心理学的な専門の教育（トレーニング）は受けていないのです。医師が患者さんに話をする場合、医学的な知識に基づいて、あるいは、臨床心理学的な知識に基づいて言葉を「薬」として、あるいは、「メス」として用いているかどうかが重要になってきます。

心は胸にあるのではなく、脳、とくに前頭葉に関係します。当然のことながら身体医学的な脳の知識を持っていなければなりません。人の悩みの相談に乗り安易に励ますというのは、心の専門家のすることではありません。脳の神経・神経伝達物質の知識があるからといって、心の苦しみが解決するとも思えません。心の不調からくる身体症状は、薬で一時的に軽減されるとしても、心の不調自体は薬では解決しないのです。

数学の問題が解けないときに、問題が解けなくていらいらする気持ち（反応性の身体症状）は、薬で軽くなるかもしれませんが、問題が解けるようになる薬はありません。これと同じです。こんなに長い間薬を飲んでいるのに、未だに良くならないといわれても、薬は症状を和らげますが、心の問題自体は解決しません。数学の問題が解けなくていらいらするのであれば、問題が解けるように勉強をしなければなりません。答えそのものを教えてもらって、気分が治まっても、問題を解く力は身についていませんから、次の問題を解こうとすると、また、同じことの繰り返しです。そこで、薬で症状を抑えつつ（精神科での薬物療法）、問題が解けるように導いていくこと（サイコセラピー）が重要になってきます。このサイコセラピーを専門に行うのが、精神療法医もしくは臨床心理士です。理想をいえば、医師の国家資格を持ち臨床心理士の認定資格も持ち合わせていることが望ましいのですが、私も含め、このような人はまだまだ少ないのが現状です。

もう一つ例をあげてみましょう。赤ちゃんを抱いたお母さんが、熱があると病院を受診し、医師が解熱剤を投与して熱が下がったら安心して帰って行きました。医師ではない母親は、子どもの熱に驚き、子どもの熱が下がったことで安心するのは当然です。しかしながら、医師の立場から言いますと、解熱剤の投与だけでは、発熱の原因は解決していません。発熱のたびに解熱剤だけで対応していても、やがて解熱剤も効かなくなり、さらに強い解熱剤を用いなければならなくなります。いよいよどんな解熱剤も効かなくなったとき、原因疾患は治っていないことに気がつきます。決して、慣れて解熱剤が効かなくなったのでも、解熱剤を使うことが癖になって手放せなくなったのでもありません。原因疾患の治療ではなく、症状としての発熱に対して対症療法をしているだけですから。眠れないから睡眠薬というのも同じで、睡眠薬が効かなくなるのではなく、癖になるのでもありません。不眠の原因が解決されなければ、解熱剤の話と同じことが起こるだけのことです。原因のない発熱症がないように、原因のない不眠症もありません。発熱症ではなく発熱状態であり、不眠症ではなく不眠状態、睡眠障害なのです。そこには、何か不眠の原因があるに違いありません。身体医学的に原因が見つからないから何もないのではなく、身体医学的に原因が見つからないということです。身体医学的に原因が見つからないのであれば、臨床心理学的に原因を探せばいいのです。身体医学的に原因が見つからない場合、とりあえず不眠症として睡眠薬を投与し様子を見るということになります。なかなか、臨床心理学的視点に立った対応へと話が進みません。それでいて、慣れて薬が効かなくなった、癖になった、あるいは、これを恐れて、薬に頼るのは怖いことだ、となってしまうのもおかしな話です。

発熱の原因が肺炎だとわかれば、肺炎の治療を行います。肺炎が治れば熱も下がります。肺炎が治るまでの一週間、高い熱のままでは大変ですから、解熱剤を使うこともかまわないと思います。

臨床心理学的な視点からサイコセラピーを行い、臨床心理学的問題が改善するまで三年間の面接を受けるとします。臨床心理学的問題が解決すれば苦痛も軽減します。しかし、三年間苦しむのは辛いことなので、その間少しでも苦痛が和らぐように薬を併用するのです。

脳神経学と精神分析

わが国の臨床心理士は一万人を超えますが、残念ながら、医師で臨床心理士の資格を有している者は三百五十名足らずといった状況です。幸い、臨床心理士と連携を持っている医師（クリニック・病院）が増えてきていますので、医学と臨床心理学の両面からの理解・対応が可能になってきました。

みなさんが「精神分析」と聞いて思い浮かべるのが、ジークムンド・フロイト（Sigmund Freud）だと思いますが、このフロイトはもともと脳神経学者であり、脳神経学者の立場で人の心に目を向け、理論的に整理することに務めたのです。娘のアンナ・フロイト（Anna Freud）が医師ではなかったことから、その後、精神分析学は一部の医師と臨床心理士の間で、また、精神分析学以外のさまざまな心理療法も一部の医師と臨床心理士との間で構築されてきました。

最近、ストレスという言葉が頻繁に用いられますが、このストレスも、もともとはジークムンド・フロイトの理論である、心の中で働く力関係（精神力動：psycho dynamics）に基づいた力動精神医学の影響を受けて発展してきた概念です。わが国では、精神分析的な知識を持たないで「ストレス」という言葉だけが独り歩きしてしまい、誤った理解で用いられているように思います。

後で述べますが、うつ病（major depression）は脳・神経伝達物質（セロトニンが関与するといわれています）の問題（脳の疲弊による機能の停止状態）からくる精神医学的疾患であり、職場不適応から来る反応性の抑うつ状態（depressive state,depressive mood）、心理的に気分が落ち込んでどうしようもない状態とは異なるものだと考えなければなりません。前者は、精神医学的治療（薬物療法が主）が有効なのに対して、後者は、薬物療法での根本的解決は期待しにくく、主にサイコセラピーで対応することになります。ただ、最近わが国においては、「うつ病」という病名が極めて広く使われており、この前者と後者の区別がなされず、すべてが「うつ病」として扱われています。

医師にかかるとなんでもうつ病になって抗うつ薬が処方され、臨床心理士に相談するとすべてが心因性（反応性）といわれサイコセラピーで対応される……となっては困ります。前者と後者の両者の視点をかねそろえた治療を受けることが重要です。精神分析学は、脳神経学者であるジークムンド・フロイトが、「人の心」を説明するために生み出した学問なのですから。

2　脳の神経の障害と自我機能の障害

統一されていない精神科疾患の病名

最近は、ＷＨＯ（世界保健機関）が作成しました国際疾病分類ＩＣＤ―10（International Classification of Diseases）、アメリカ精神学会のＤＳＭ―Ⅳ（Diagnostic and Statistical Manual of Mental Disorders）という精神科疾患の分類が用いられます。ＤＳＭ―Ⅳでは、精神科疾患を「……病」あるいは「……症」という表現をとらず、「……障害（ディスオーダー：disorder）」という言い方をしています。

たとえば、急に胃が痛くなって血を吐いたということで、近くの病院に運ばれ、そこで胃潰瘍と診断されます。北海道で同じようなことがあっても、胃潰瘍と診断されます。沖縄の病院でも胃潰瘍といわれます。アメリカに行っているときに同じようなことがあれば、ギャストリックアルサー（gastric ulcer：胃潰瘍）といわれます。東南アジアでもギャストリックアルサーといわれます。どこに行っても、胃潰瘍であれば、胃潰瘍というように診断されます。当たり前のことのように思われるでしょう。

ところが、精神科疾患に関してはそうではないのです。以前ある病院で、出身大学が違う精神科医師が三人集まりました。十八歳の女性が入院し、激しい興奮状態で身体保護が必要なため、保護室という個室に入りました。そこは鍵がかかっていて閉鎖されていますが、自殺や自傷行為などの危険な行為を防ぎ監視するために、扉が強化ガラスで、外からは中が丸見えの状態になっていました。そのような部屋の中で、その十八歳の女性が素っ裸になって踊っているのです。この状態を見て、三人の医師で病名は何かと話し合ったときに、ある先生は「こんな人が見えるような状態で恥ずかしげもなく、あのように興奮して叫びながら踊っている。そんなことは普通ではできないことなのだから、あれは精神病であり統合失調症（当時は精神分裂病）だ」と診断しました。もう一人の先生は、「あんなにキーキー、キャーキャー言っているのだから、あれはヒステリーだよ」と診断しました。私はというと、統合失調症（精神分裂病）でもヒステリーでもない、「非定型精神病」（満田久敏）と診断しました。非定型精神病というのは、ヒステリー精神病、錯乱精神病といわれることもあります。ですから、ヒステリーといった先生も当たらずといえども遠からず。精神病という意味で精神分裂病の名前を使った先生も当たらずといえども遠からず。この非定型精神病という病名は、精神科の教科書に小さく載ってはいますが、この病名を使っている医師は、それほど多くありません。このように、一人の患者を三人の医師が診て、診断名はまちまちでした。ただ、薬の処方は三人とも一致していましたので、実際の治療に関しては問題ありません。

残念ながら、診断名に関しては、他の診療科のように明確な統一がなされていないという現状にあります。ですから、あまり病名にはこだわらないほうがいいと思います。

原因となる心理的問題の解決

自律神経失調症というのも具体的な病名ではありません。自律神経失調症状をきたすさまざまな疾患のうち、糖尿病や神経疾患などの身体（器質）的疾患を除いた、つまり心因性の自律神経失調症状をきたす状態に対して仮につけられた状態名です。同じように、拒食症も病名ではなく、拒食症状を示す状態のうち、統合失調症での拒食症状など基礎疾患がはっきりしているものを除いた、心因性による拒食状態を示すものに対しての総称と考えたほうがいいと思います。自律神経失調症状や拒食症状をきたす原因疾患に目を向けられたものではありません。あくまでも、症状に対して仮につけられた称号と考えてください。

熱があるから解熱剤ではなく、熱の原因に対して治療を行うことが大切です。肺炎で熱が出ているのであれば、抗生物質を点滴し、肺炎が治れば熱も下がってくるのです。ですから、熱があるから解熱剤ではなく、感染による肺炎で熱があるから抗生物質です。眠れないから睡眠薬ではなく、眠れない原因を解決しなければいつまでも不眠は解決しません。睡眠薬のみで不眠を解決しようとしても無理なのです。不眠の原因が解決していないのですから、何年睡眠薬を飲んでもよくはなりませんし、睡眠薬があれば眠れるが、睡眠薬がないと眠れないというのも仕方がありません。精神安定剤（抗不安薬）に関しても同じです。心理的要因に目を向けないで、心理的要因からくる身体症状のみを対症療法的に薬で軽減しようとしているだけなのです。薬に依存的になるのではなく、原因となっている心理的問題を解決しなければなりません。肺炎を治療しないで、解熱剤だけで熱を下げても、すぐにまた熱が上がってしまうのと同じです。抗生物質に当たるのが、サイコセラピーだと考えてください。

実際には、心理的な問題は、血液検査をして、レントゲン写真を撮って……というように検査で明確な診断がつくわけではありません。しかしながら、ＭＲＩなどの医療検査も日進月歩であり、脳の研究も日々進んでいますから、検査によって精神医学的診断が明確になり、国際的に統一される日は遠くないと思います。また、他方で、臨床心理学的な検査（認知機能検査、知能検査、人格検査、性格検査など）もあり、医師と臨床心理士との連携で活用されるようになってきています。

病名ではなく状態を表す

部下に「ちょっと最近調子悪そうだから、内科の先生にでも診てもらったらどうだ」と声をかけると、「いやあ、心配していただいてありがとうございます」というような答えが返ってくると思います。しかし、「君、最近ちょっと調子悪そうだから、精神科に行ったらどうだ」と言うと、「何を失礼な!」と怒られてしまいます。それをいわれますと、私たち精神科医は困ります。内科の先生なら感謝されるのに、精神科医だとどうしていやな顔をされるのでしょうか。

精神科疾患に対する偏見を取り除くために、日本精神神経学会の推奨により精神分裂病を統合失調症というようになりました。この結果、以前に比べると、精神科の敷居が低くなったように思います。

しかし、まだまだ、精神科領域における診断の水準は他の医学領域ほど洗練されていません。こうした偏見や、病名が統一されない状況で、まず症状・状態の区分から、疾病の分類・診断を整理していこうという流れにあります。そこで、現在使われているのが、○○病ではなく、○○障害(ディスオーダー:disorder)という言い方です。これは病名ではなく状態を表しているに過ぎません。アルコール依存症というあたかも一つの病気のような言い方はしなくなりました。「アルコール依存状態」というのが正しく、現在ではアルコール依存性障害といいます。摂食障害というのも病気の名前ではなく、食行動に問題を抱えている状態、摂食行動の障害という意味です。パニック障害という病名も最近多く用いられていますが、以前は不安神経症、恐怖症、強迫神経症といわれていたもので、精神科領域では強迫性障害というようになりました。

これらは、あくまで症状に仮の呼び名を付けただけで、決して一つの病気を指しているのではなく、病名ではないということです。アルコール依存症に不眠症と摂食障害とパニック障害を合併した、といわれても、実はすべては症状であって、別々に四つの病気にかかっているわけではありません。臨床心理学的に見立てるとすると、自我機能が未熟なため十分に現実適応できていない状態から来る四つの症状ということになります。発熱症に咳嗽症に鼻汁症を合併した三つの病気にかかったのかというとそうではなく、発熱、咳、鼻水はどれも風邪の症状であり、一つの「風邪」だというのと同じです。

一つの病気について症状はいくつもあるはずなのに、いつの間にか、症状一つ一つに病名がついてしまい、一つの病気にかかっているだけなのに、複数の病気にかかっているような大事になってしまいます。

お酒を飲む、アルコール依存症がある。手首を切った、リストカット症候群を持っている。最近ご飯を食べなくなった、拒食症がある。この人は三つも病気を持っているのでしょうか。そうではありません。背景にある問題は一つなのです。境界水準の人格の障害（境界例）という問題が一つあるだけです。しかしながら、最近は、うつ病やパニック障害など、たくさんの病名が出てきます。病院に行きますと、いくらでも病名がついてきます。「さあ大変だ」というわけです。その一つ一つに対して、対応しなければいけないかのように思ってしまいます。一つのことに対処したと思うと、また今度は別なことが出てきます。

どうしてこのようなことが起こるかというと、先に述べましたように、脳は極めて精巧で複雑で高度な器官であるため、精神医学領域の病気に関する、つまり脳の研究が他の身体に比べて進んでいないのが一つの理由です。さらに、臨床心理学的、なかでも自我心理学的（精神分析的）な理解がわが国の医学領域に浸透していないことも、大きな要因だと思われます。くどいようですが、精神医学的つまり脳の神経（神経伝達物質）の障害と臨床心理学的な自我機能の障害という二つの視点から考えることが必要なのです。

うつ病と言われて、薬物療法の効果がなかなか現れないケースは、精神医学的視点のみではなく、臨床心理学的視点に立った治療を受けるのが良いでしょう。逆に、何でもサイコセラピーが効果を発揮するわけではありません。精神医学的な薬物療法が必要な場合も少なくはありません。精神医学的うつ病と反応性の抑うつ状態を区別して、考えることが重要です。

同じようなことが、アルコールの問題に関してもいえます。アルコール依存症（alcohol dependence）とアルコール中毒症（alcohol intoxication）が同じことのように用いられることがありますが、両者は全く異なった概念であり、病態です。依存（dependence）は、インスリン依存性糖尿病の依存と同じであり、生命あるいは生活の維持のためにそれが必要な状態を示しています。インスリン依存性糖尿病はインスリンを体外から接種しなければ命を維持することができません。アルコール依存者も、心理的葛藤の対処・解決ができないためにお酒による酩酊の力を借りなければ心理・精神的に生きていけない（生活していけない）状態を示しています。ですから、アルコール依存症の心理的葛藤を治療しないで、お酒だけを取り上げると、抑うつ的となり、ときに自殺に至ってしまいます。これに対して、アルコール中毒は、食中毒や一酸化炭素中毒の中毒と同じで、有害な物質によって身体が冒されることを意味します。アルコールという有害物質によって、肝臓や膵臓、神経などが傷害されることを示します。アルコール依存症は、飲まなければやっていられない心理的状態を本人の心理的問題や家族との関係に目を向けて、臨床心理学的視点によって対応しなければなりませんし、アルコール中毒は、身体医学的、つまり、内科的あるいは精神科的に対応しなければなりません。

うつ病に限らず、さまざまな疾病状態において、臨床心理学的視点と精神医学的視点が必要になります。要は、両者の比率の問題であり、どちらかのみに決めつけるのではなく、状態に合わせて薬物療法とサイコセラピーとを上手に組み合わせていくことです。

3　精神医学的な「うつ病」と臨床心理学的な「うつ状態」

抑うつ状態の背景要因

抑うつ状態から考えられる疾患・背景要因にはいろいろあります。まず、最初に考えなければならないのが、悪性腫瘍です。最近疲れがとれない、食欲もなくなった、元気がない、仕事のストレスからうつ病になったかなと思ったら、がんの初期症状であったということもあります。脳腫瘍や胃癌、肝臓癌、膵臓癌、白血病など悪性腫瘍が隠れていないか、検査が必要です。同じように、糖尿病や、若い女性に多い甲状腺機能障害・膠原病などの内分泌疾患、代謝性疾患がないかを考えなければなりません。これらのことは、精神科医ではなく、内科医、外科医の領域ですから、まず、内科・外科で診察を受けることが先決でしょう。心身症は、背景に心理的要因があるとされる身体疾患ですが、心理的要因が極めて心の奥深くに存在するため、不用意なサイコセラピーが、錯乱・幻覚妄想といった精神病症状を引き起こし、精神・心理状態を悪化させてしまう可能性があります。このため、心身症に対する治療は、内科的身体治療が中心になります。

精神科領域の疾患としては、躁うつ病のうつ病期、統合失調症（破瓜型）の「無為自閉」、認知症（痴呆症）やパーキンソン病の初期症状が抑うつ状態と間違えられることもあります。精神科を受診することに抵抗を感じている人が多いとは思いますが、精神科医師であればこれらの区別には慣れていますから、精神科で適切な診断を受けることをお勧めします。また、分裂病質（schizoid personality）の感情が押し殺された状態がうつ病と混同されることもあります。いずれにせよ、まず内科・外科での診察を受け、異常がなければ精神科を紹介してもらうことです。

精神医学的なうつ病と自称うつ病

精神医学的なうつ病（大うつ病・内因性うつ病）の好発年齢は、四十～五十歳代とされ、二十～三十歳代で精神医学的なうつ病になることはそれほど多くはありません（本書では、この精神医学的なうつ病を「うつ病」と表します）。躁うつ病が、小児期や思春期に発症することはありますが、躁うつ病の「うつ」と、うつ病の「うつ」は若干違います。この違いは明らかにはされていませんが、双極性うつ病ともいわれる躁うつ病は遺伝的な背景要因の関与が指摘され、単極性うつ病といわれる「うつ病」は病前性格の関与が強いとされています。経験的にいうと、躁うつ病のうつ状態に抗うつ薬を投与すると、途端に躁状態に移行（躁転）してしま

表1　抑うつ症状をきたす疾患・背景要因

・悪性腫瘍
・内分泌疾患、代謝性疾患など

・躁鬱病の「うつ病期」
・統合失調症（破瓜型）
・痴呆
・分裂病質（schizoid personality）

・うつ病（単極性うつ病、内因性うつ病、精神病性うつ病、大うつ病）【過剰適応】

・境界例人格障害【不適応】
・適応障害【不適応】
・パニック障害【不適応】
・抑うつ神経症（神経症性うつ病）【不適応】

いますが、うつ病の場合は、抗うつ薬を大量に投与しても躁状態には移行せず、うつが改善された状態で止まります。

悪性腫瘍、内分泌疾患、代謝性疾患、心身症は内科的・外科的に対応するもので、統合失調症、認知症、うつ病、分裂病質は精神科医師による薬物療法を中心として臨床心理学的な支援を補助的に併用します。

うつ病は、非現実的な自己過信という病前性格が大きく関与しており、自らを追い詰める性格や生活によって脳が疲弊するのですから、繰り返さないために非現実的な自己過信の改善を目標としたサイコセラピーの併用が必要になります。

これに対して、自称うつ病とでもいえる、

自らうつ病ではないかと精神科を受診するかたがたは、表1でいう不適応から来る反応性の抑うつ状態と考えられます。この不適応からくる反応性の抑うつ状態に対しては、さまざまな診断名で扱われていますが、どれも現実適応の障害からくる反応性（心理的）の障害と考えられます。この場合、先にも書きましたが、対応の中心はサイコセラピーということになります。精神科の精神療法医か臨床心理士によるサイコセラピーを受ける必要があります。状態によっては薬物療法の併用が効果を上げます。ことにＳＳＲＩ（選択的セロトニン再吸収受容体拮抗剤）は症状の軽減や改善には効果が高いと思われます。

うつ病はガス欠を起こして走れなくなった状態

うつ病とうつ状態の違いですが、車でたとえるなら、ガス欠を起して走れなくなった状態がうつ病です。脳の神経伝達物質（セロトニン）が枯渇した状態と考えられます。脳の機能が止まってしまったかのような状態で、思考の停滞・停止といいます。ガス欠をした車に対しては、ガソリンを補給すればまた前のように走り出します。うつ病も、頭にドリルで穴を開けセロトニンを入れるというわけにはいきませんが、抗うつ剤で（セロトニンの再吸収を抑制するなどの薬理学的な難しい話は省略させていただきますが）セロトニンの使用が回復すれば前のように、脳の機能が回復します。しかし、前のように良くなったのでは、また同じことを繰り返しますから、前と違った形で良くならなければなりません（どの場合でも同じですが）。

そこで、どうしてこんなところでガス欠を起こしたのかときくと、「まだまだ大丈夫だと思った」と返ってきます。この非現実的な自己過信が脳を疲弊させてしまったのです。がんばれば何とかなると思ってアクセルを目いっぱい踏み込んだら、ガソリンがなくなって止まってしまったということです。自らの限界を認めないで過信した結果です。なぜガソリンスタンドに寄らなかったのかきくと、「スタンドで給油をしているところを誰かに見られると、あんなところでサボっていると思われるのが怖かった」と返ってきます。誰もそのようなことは思っていませんし、誰も見てはいません。それにもかかわらず、自分勝手な思い込みで、自分自身を追い詰めて疲弊させてしまったのです。これが、非現実的な自己過信です。

入院により脳を休息させ、抗うつ剤でセロトニンの運用を効率的な形に回復させ、脳の働きが回復した時点で、この勝手な非現実的な自己過信という思い込みを現実的なものに修正しなければなりません。これがうつ病に対するサイコセラピーです。「自分がいなければ会社がつぶれる、自分は病気ではない」など、うつ病の患者さんはさまざまな思い込みを語りますが、退院時には、「すべて自分の思い込みだったのですね。この先は、勝手に思い込まず、周囲の言葉に耳を傾け、適宜休息をとって効率よく、健康的な生活を送ります」と語るようになります。もちろん、人はすぐには変わらないので、本当に、前とちがって余裕のある生活を送れるようになるには、時間をかけてサイコセラピーを行い支援していく必要があります。

では、二十〜三十歳代の抑うつ状態はというと、社会に出てガソリンが欠如するほどまだ時間がたってはいません。それほど走ってはいないのです。若い脳はそう簡単には疲弊しません。

こんな例があります。優秀な社員Aに、取引先の○○会社へ行ってくれと伝えると、「ハイ、わかりました」と素直ないい返事が返ってきます。会社の前に、ガソリンは満タンで、軽くアクセルを踏むだけで二百キロ近いスピードが出てしまうような高級スポーツカーが、アイドリング状態で止まっています。中を見るとAが乗っています。「どうしたのか」と声をかけると、「地図がありません」と言います。地図を与えると、「どの道を通っていいのか書いてありません」と返ってきます。仕方がないので、赤線で道筋を書いて渡すとようやく出発していきます。ところが、先方の会社からいくら待っても来ないとの連絡が入り、あわててこちらからAの携帯電話に電話をすると、Aは「道が工事をしていて通れません」と一言。「では迂回しろ」と言いますが、「そのようなことは地図に書いてありませんし、言われていません」と返ってきます。「では何をしていたのか」ときくと、「そのうち上司が電話を入れてくれるだろうと思って待っていました」と言います。

これが、今、多くの会社で発生している、「仕事ができず先に進めなくなってしまったうつ状態」です。ガソリンは減っていないのですから、ガソリンの補給のしようがありません。しいていえば、アイドリングのし過ぎで、走ってはいないがガソリンの減りは多いというくらいでしょう。つまり、抗うつ剤は効果を発揮しないのです。

別の言い方をするならば、100Ｍbpsの光ケーブルですと一瞬にして大容量のファイルをダウンロードすることができます。これが何らかの要因で64Ｋbpsになったとしたら、画面が止まってしまったかのようになり、イライラが募るのです。これがうつ病です。激越性うつ病といわれるように、うつ病の主症状はイライラ・焦燥感なのです。これに対して認知症（痴呆症）は、保存しないでファイルを閉じてしまった状態です（最近のパソコンは、自動バックアップ機能がありますが）。認知症は、物忘れが激しくなるのではなく、物覚えが悪くなるのです。過去に記憶したものは残っているが、昨今の出来事の保存をし忘れてしまうのです。そして、自称うつ病に関しては、通信速度は100Ｍbpsで保たれているものの、ダウンロードしたファイルの中身が自分の意図したものと違っていたために、気分を害したということです。彼女にデートの誘いのメールを送ったら、即座に断りのメールが届いた。100Ｍbpsですから、メールの返事は一瞬にして届きます。しかし、その内容が意に沿わず、気分が「落ち込む」のです。脳の機能は十分保たれていますが、気分が「うつ」なのです。脳（器質）の障害である、うつ病とは異なります。

脳（器質）の問題と不適応（気質）の問題

「的を得る」という言葉を口にする方がいますが、どんなに的を得ても、押入れの中が的でいっぱいになるだけで何もいいことはありません。「的を得る」のではなく、「的を射る」、あるいは、「当を得る」というのが正しい遣い方です。一字違っただけではないかといわれますが、一字違っただけで大違いです。この些細な違いが、結果を大きく変えてしまうのです。

最近、認知のゆがみを認知行動療法で修正し、行動変容をもたらすという表現を耳にしますが、脳（器質）の障害による「認知障害」と性格や分別（気質）からくる不適切な対応による「認識のずれ」を区別する必要があります。前者は脳（器質）の障害、つまり精神科疾患ですから薬物療法が中心となります。その援助としての認知行動療法は病的な認知を行動療法（条件反射・訓練）によって機械的に学習させるということになります。認知症（痴呆症）の患者さんが丸い図形を見て、そのまま模写したつもりが三角になってしまっている。時計を見ても

図2　器質的要因と気質的要因
「軽いうつ」

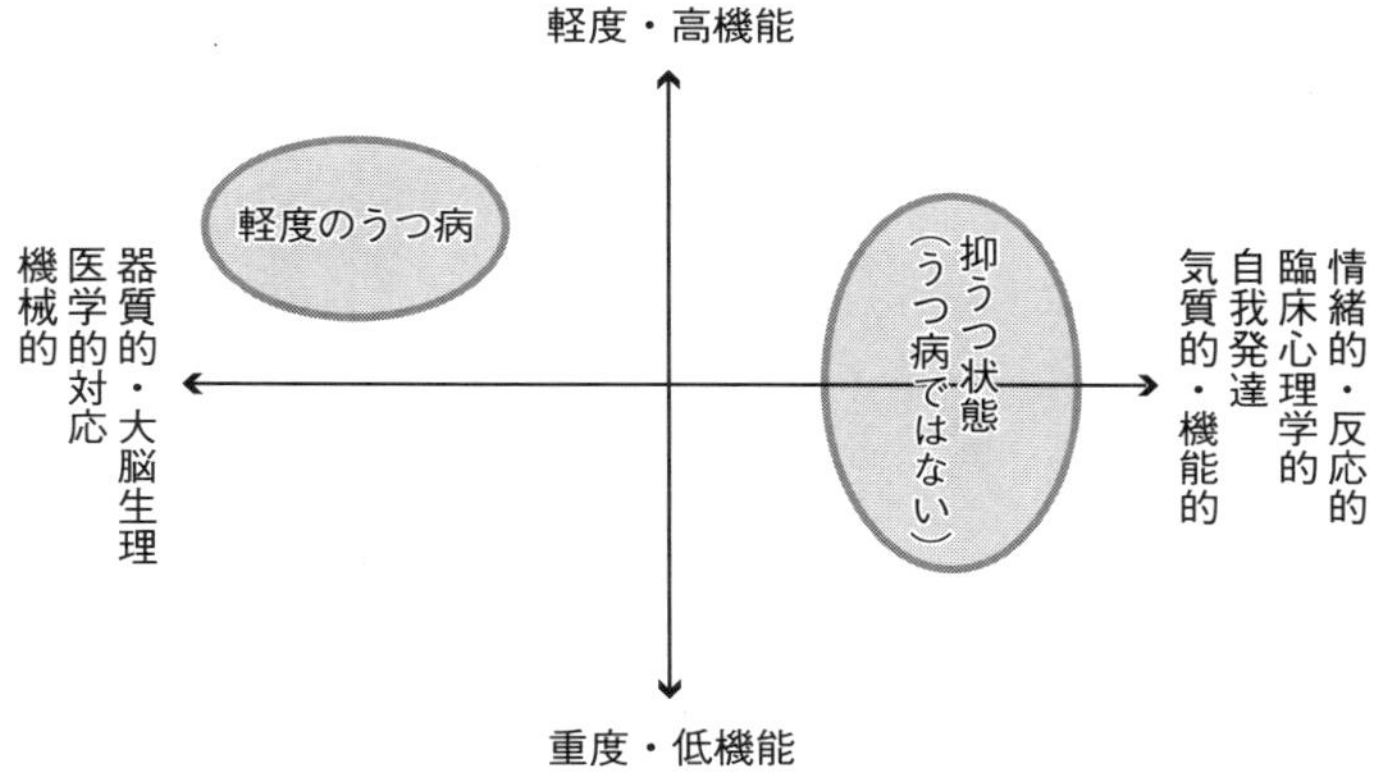

時間がわからない。テレビのリモコンを携帯電話だと思って「もしもし、もしもし」と話をしている。こうした奇異な行動が、認知障害だと思ってください。これらは、脳（器質）の障害からくるものなのです。

それに対して、学校へ行くとみんなに悪口を言われているような気になって、怖くて教室には入れない。電車に乗るとみんなから見られているようで、怖くて電車に乗れない。飛行機が落ちると思うと怖くて飛行機に乗れない。これらは、自分が空想した（不安に思った）だけで、実際にはあり得ないことであるにもかかわらず、あたかもそれが事実のように思い込んでしまうという、認識のゆがみ（非現実的な考え方）

から起こってくるものです。多くの場合、そんなはずはないと心のどこかでは気づいているにもかかわらず、その考え（観念）を頭からぬぐい去ることができずに、行動や生活に支障が出てしまう状態です。以前は、強迫神経症、不安神経症、恐怖症といいましたが、最近では、パニック障害、強迫性障害、不安・恐慌性障害といわれるようになりました。

脳（器質）の障害からくる幻覚・妄想体験はその不自然な考えに対して、不自然だと認めることがなく、むしろ確信を持って、あるいは、当たり前のように受け止めています。「俺の悪口をいう奴らとなんか、一緒に勉強ができるか！」と真面目に怒っているのでしたら、脳（器質）の障害、精神科的疾患が強く考えられますが、実際に悪口を聞いたわけではないし、みんなが自分のことを嫌っているわけではないかもしれない、でも、教室に入るとそう思えて怖くていられないと、不安（空想的思い込み）を語るのは、認識のゆがみ、非現実的な考え方（気質的）によるものと考えられます。この場合は、脳（器質的）の障害ではありませんから、薬物療法は一時的な症状を軽減させることはできても、根本的な解決にはなりません。認識のゆがみ、非現実的な考え方からくる気質の問題には、サイコセラピーで対応しなければなりません。この認識のゆがみや非現実的な考え方を直接扱うのか、なぜ認識のゆがみや非現実的な考え方が生じてしまったのか、認識のゆがみや非現実的な考え方が生じた背景に本人も気づいていない（気づきたくない）無意識的な理由が隠されているのか、という問題のとらえ方の違いで、サイコセラピーのアプローチも異なってはきます。

「器質的」と「気質的」との違いは、質的な違いです。これと、症状の軽い・重いといった量的違いとの区別をしなければなりません。たとえば、まったく自覚症状のない早期の胃癌と吐血をしている胃潰瘍とではどちらが悪いか？　難しい質問ですが、状態（量的）は吐血をしている胃潰瘍の方が悪いのですが、病気の質は悪性疾患である胃癌の方が重篤です。うつ病は脳（器質）の変化による疾患であり、罪業妄想をきたし、その症状の出方は機械的といえます。うつ病はこれに対して、若い人たちの不適応からくる自称うつ病は、抑うつ状態、不適応という気質的な問題であり、環境に対する反応性の症状といえます。

自覚症状と他覚症状

気をつけていただきたいのは、自覚症状と他覚症状があり、それらは必ずしも一致しないことです。健康であれば、自覚症状がないのは当たり前です。病態が悪くなると自覚症状が出現しますが、あるところをピークにして、逆に自覚症状が下がってきます。それに対して、他覚症状は、病感が悪くなればなるほど強くなってきます。

診断書が出てくる、うつ状態の人たちは、自覚症状的うつ状態で、自称うつ病とでもいうような状態です。「わたしはうつで辛い」と言って受診すると、うつ病の診断書が出てきますが、周囲からは、「あいつは休んでいるときは元気があるのに、会社に来るとなると途端にうつだと言う。怠けているんじゃないか」と見られているのは、図3の中間に位置する部分です。

うつ病は病識欠如といって、本人の病気に対する自覚がありませんから、自ら病院にかかることはまずありません。家族や会社の人が無理矢理受診させることがほとんどです。罪業妄想といわれる精神症状から、自分は生きていてはいけないと考えて自殺をする可能性があります。自殺から守るために、入院を勧めるものの、本人は「わたしは病気じゃない」と言って拒否するため、精神保健指定医の資格で保護義務者の同意のもと、強制入院させざるを得なくなります。

周囲からはうつの症状が見られませんが、本人が「入院させてください。わたし、うつですから」と言う場合は、うつ病の可能性は低いと思います。「食べられない」と言いながら、やせていない人はうつ病ではないのです。「食べています」と言いながらも、体重が減っていくのがうつ病なのです。

図3　自覚症状と他覚症状の関係

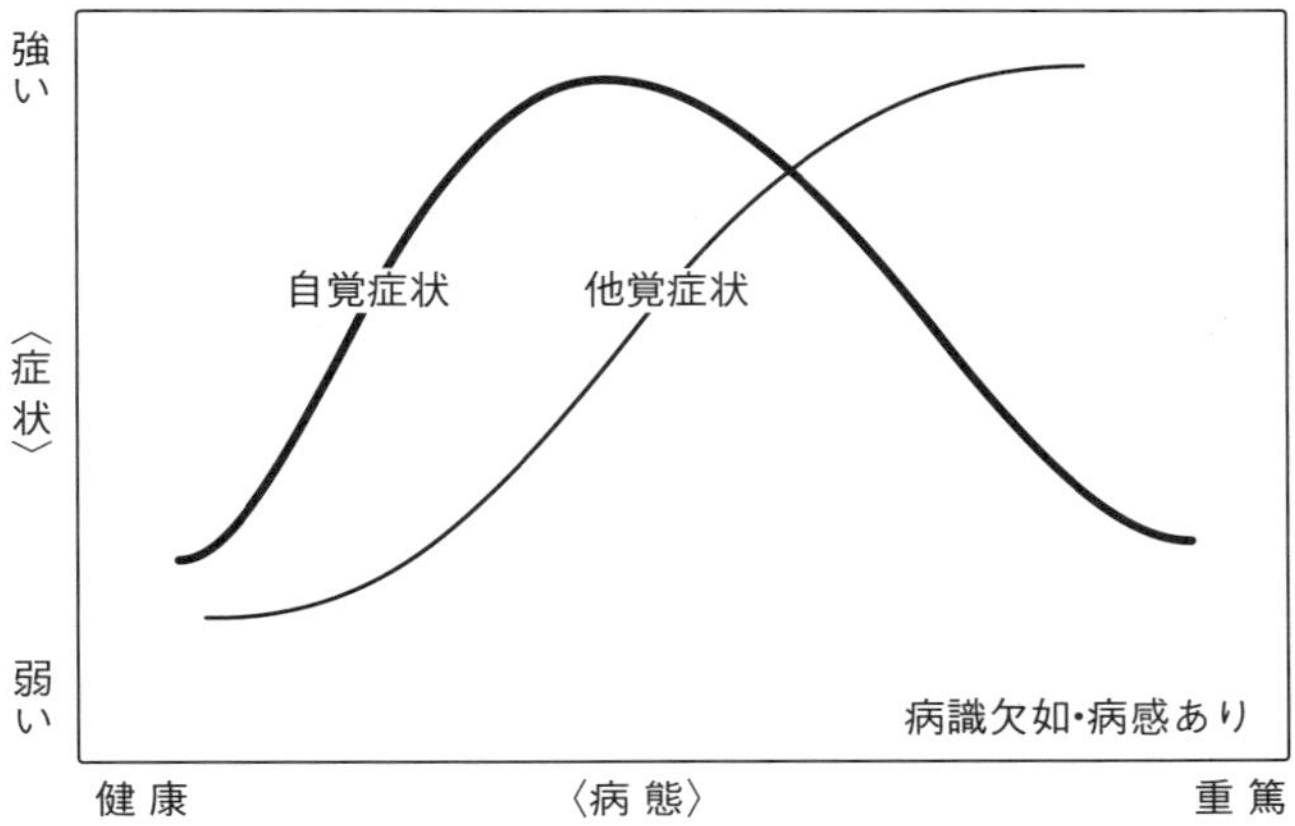

うつ病チェック表

ツァン（W.W.K.Zung）が作成した自己評価抑うつ尺度（Self-Rating Depression Scale）に基づいて、福田一彦・小林重雄が日本語版SDSを作成しています。自己記入式質問紙法のうつ病チェック表です。二十問で「ある」から「ない」までを四段階に分けた回答で、各一点から四点です。二十点から八十点の間で点数がつきます。使用マニュアルによるとこの点数だけで判断してはいけないとされ、正常・神経症・うつ病の間で重なる部分があり、何点だから何とは言い切れません（正常群：平均値35、標準偏差12、神経症群：平均値49、標準偏差10、うつ病群：平均値60、標準偏差7）。点数が低いほど正常、高いほどうつ病と単純にはいきません。私の経験でも、70点代の人の多くは「うつ」であることを認めてほしいと強く訴えている神経症的抑うつ状態（ヒステリー）であったり、また、すべてに「ない」をつける人にうつ病の人が含まれていたりして、臨床的には点数でのみで評価することは容易ではありません。

これは、先の図3でもわかるように、実は、訴えの多い人が必ずしもうつ病とは限らず、逆に、うつ病の人は自覚症状に乏しく、病識も欠如し、不自然にすべてを否定する傾向にあることからくると考えられます。

うつ病チェック表やストレスチェック表といった自己記入式質問紙法を用いる場合には、その結果が、本人の状態を表しているのではなく、本人がそのように自覚しているのだと受け止めなければいけません。自己記入式質問紙法は、自分で答えを作っているのです。うつやストレスの点数が高い場合は、うつで、ストレスが高い状態にあるのではなく、「自分はうつ傾向が高い、自分はストレスが高いと思っている人」、「自分はうつ傾向が高い、自分はストレスが高いと思ってもらいたい人」ということです。それが思い込みである場合が少なくありません。

後で示しますが、投映法といわれる心理査定は、本人が自覚しない心理的側面が評価されます。自己記入式質問紙法では自覚的には気分が衰弱してうつ傾向が高いと答えているが、投映

表4　日本版SDS（W.Zung原著　福田一彦、小林重雄構成）

1　気が沈んで憂鬱だ
2　朝方は　いちばん気分がよい
3　泣いたり、泣きたくなる
4　夜よく眠れない
5　食欲は　ふつうだ
6　まだ性欲がある（独身者の場合）異性に対する関心がある
7　痩せてきたことに　気がつく
8　便秘している
9　普段よりも　動悸がする
10　何となく　疲れる
11　気持ちは　いつもさっぱりしている
12　いつもとかわりなく　仕事をやれる
13　落ち着かず、じっとしていられない
14　将来に　希望がある
15　いつもより　いらいらする
16　たやすく　決断できる
17　役に立つ、働ける人間だと思う
18　生活は　かなり充実している
19　自分が死んだほうが　ほかの者は楽に暮らせると思う
20　日頃していることに　満足している

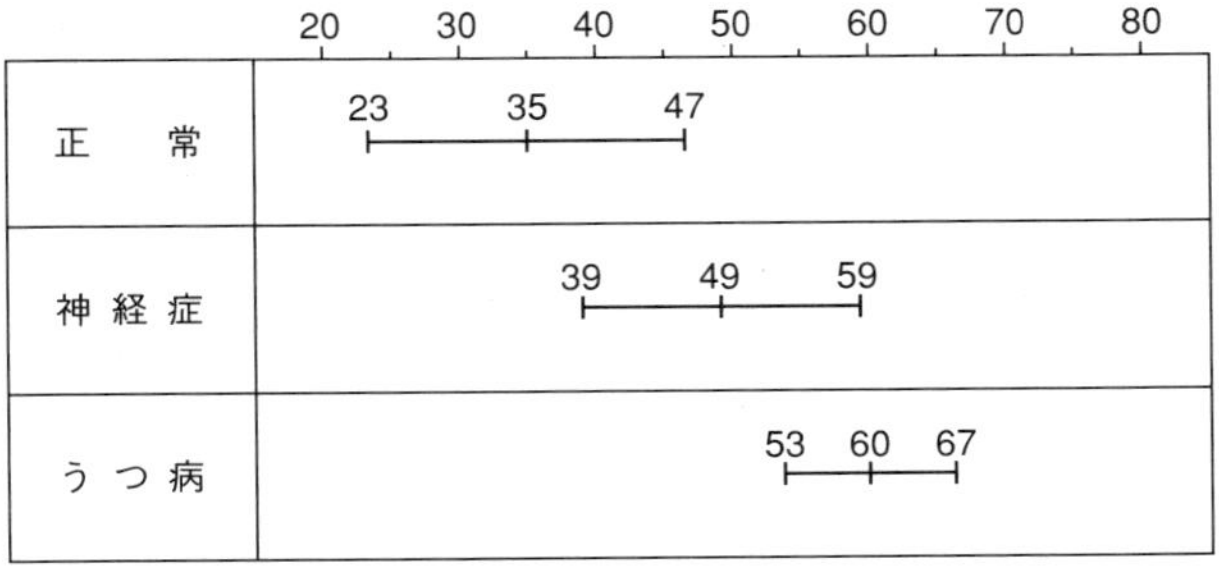

（三京房承認済）

法心理査定では逆に周囲に対して活発に感情が向けられているという結果が示されることがあります。自己記入式質問紙法では自覚的には何も症状がないとすべて否定されていても、投映法心理査定では感情が衰退していてうつ病が疑われることもあります。自己記入式質問紙法を用いるのであれば、本人に自分自身に対する質問として答えてもらい、同じ質問紙でごく親しい周囲の人から本人に対する評価として答えてもらい、その両者を比較するとよいと思います。つまり、自分自身の評価と周囲からの評価を比較するのです。自覚と他覚のずれが大きいか少ないかを見るわけです。健康であれば、自覚も他覚も低くなり、その差は小さいといえます。中間領域だと、自覚が高く他覚が低くその差は開いています。さらに、病気に近くなると、自覚が低く他覚が高くなるという逆の関係になり、その差はやはり開いてきます。

うつ病とうつ状態を区別する

先にも触れましたが、精神医学的な「うつ病」と臨床心理学的な「うつ状態」を区別して理解し、対応しませんと良い方向へ進みません。精神医学的な「うつ病」は、病気ですから、自覚症状に乏しく他覚的に気がつかれることが多いのです。罪業妄想から「生きていてはいけない」と責任をとって自殺をするのです。この妄想的責任感で患者さんは苦しみますから、苦闘感など病気からくる苦しみは自覚できています。これを「病感あり」といいます。そして、この罪業感は妄想ですが、妄想を抱いているという自覚は持っていません。これを「病識欠如」といいます。うつ病は、「病感あれども病識なし」です。ですから、自らうつ病であると認めることはありません。「自分は、病気ではない！」と強固に否定します。しかし、周りが他覚的に、異常に気がつくのです。悩んで自殺するわけではなく、罪業妄想によって自殺に至るのですから、うつ病対策にカウンセラーが悩みを聞いて解決することなどあり得ません。あくまでも、抗うつ剤による薬物療法が中心です。うつ病の特徴的な症状として、睡眠障害（入眠困難、中途覚醒、早朝覚醒）、体重減少を伴う食思不振、考えがまとまらずわかってはいるが言葉が頭に浮かばない思考停止、些細なことでイライラが募り怒りやすくなる焦燥感と激越性、罪業妄想や貧困妄想などの妄想があげられます。これらの症状を本人は強固に否定しますが、周りが指摘するのです。しっかり眠れていると本人は言いますが、奥様が、「一晩中寝返りを打って眠れていないようです。私のほうが睡眠不足になってしまうくらい」と本人が眠れていないことを指摘するのです。癌もそうであるように、病気は自覚症状に乏しいものなのです。

これに対して、臨床心理学的なうつ状態は、不適応という、心理的、情緒的に生じるもので、本人の自覚的落ち込みによるものです。二十、三十歳代でありながら、あたかも父親の責任で何でも自由にさせてもらっている二歳、三歳の子どものような発想をしていたり、知的な作業能力は高いのですが、精神的には「ママが悪いんだ」とだだをこねている子どものように、極めて幼児的だったりする人たちが多くなっています。そのような人たちが、適応障害、境界例、自己愛、性障害、パニック障害、あるいは抑うつ神経症（神経症性うつ病）といわれる人たちです。うつ病は病識を持ちませんから、本人がうつと訴えている「自称うつ病」は、精神科的な意味での病気ではないということです。

では、わがままかということになりますが、そうではありません。我が儘というのは我がある儘ということで、むしろ大事なことなのです。主体性を伴っている行為のことをわがままといいますから、決して悪いことではないのです。ただし、年齢相応の分別を持って、現実的に自己責任を負わなければなりません。年齢にそぐわない、幼児的な言動は、我がある儘とはいえません。

Ⅱ　ゴム風船の中で生きる若者たち

1　ゆがんだ現実認識

不登校から職場不適応へ

不登校の子どもに対して保健室登校というものがあります。「学校に行けない」と一言いうと、学校の先生が送り迎えをして、保健室で好きなことをして、それで「いい子だ、いい子だ」と褒められます。ほかの子はみんな、自分の足で学校へ行き、教室で授業を受けて、先生からいろいろなことを言われながらも、友だちとけんかをしたり、いろいろな体験をしたりして過ごしています。不登校の子は送り迎え付きで、保健室で自由に過ごさせてもらい、まるでVIP扱いです。そのようにして育ってきた人たちが、社会に出たらどうなるでしょう。やはり、部長の車で送り迎えをしてもらい、調子が悪いといっては健康管理室で一日中寝ていて、それでも「わたしは苦労して職場に来ているのだから、ボーナスはみんなの三倍はもらえますよね」ということになってしまいます。

学校の先生方は、本人ががんばっていることに対して評価を与えようとします。しかし、大人の社会では、本人ががんばるかがんばらないかではなくて、実質的に仕事ができているかどうかが重要になります。「結果重視」か「経過重視」かという人がいますが、「しっかりとした経過に基づいた結果」が重要なのであり、そもそも、結果と経過を分けること自体がおかしなことです。結果さえよければよいというものではありません。

学校や職場へ「行く」「行かない」と個人が勝手に決め、学校や職場がその責任を負うというのはおかしな話です。学校や職場を私物化しています。健康な状態で勉強をして、友だちとの人間関係を学ぶことができる児童・生徒が学校に行き、年齢相応の責任を負って仕事ができるから職場に行けるのです。それができなければ、体だけ学校や会社に運んだところで何にもならないのです。

自分で学校に来て、教室で友だちといろいろなことをして、課題があっても困難なことがあっても、きちんと乗り越えて、毎日生活していく、これを登校といいます。現実には、送り迎え付きで保健室で過ごし、家庭教師をつけているからテストだけはできる子どもが、優秀だと認められています。学校で過ごすということは、テストで百点を取るということではなく、小学校なら小学校、中学校なら中学校での日常生活を送ることができるということが大事なのです。それなのに、生活能力がまったくなくても、机の上で答案用紙に答えを書いて、百点が取れてしまうと、それで成績がついてしまうのです。学校でそれが当たり前のように扱われてきた子が社会に出て、その理屈が社会で通用しないとなると、通用しない社会のほうを否定するのです。「職場でいじめを受けた」、「仕事が自分に合わない」などと言って、うつ病の診断書を持ってきます。二十数年間許されてきたことが、世の中に出てたった一回通用しなかったときに、どちらを信じるでしょうか。「いや、わたしが甘かったです」とは、なかなかなりません。

不登校でも職場不適応でも、元気に学校や職場に来させることなど簡単です。本人の言う通りにしてあげればいいのですから。世の中で通用しないようなことを言ってきても、「いやあ、あなたは優秀だから、あなたの言うことなら何でも聞いてあげるよ」と言って、世の中の中心に彼を、彼女を置いておけば、本人はとても元気になって来ます。不登校の子も、先ほどのように学校の先生が車で送り迎えをするとか、クラスの友だちが毎朝のように、「○○ちゃん学校に行こう」と誘いに行くとします。一か月、二か月たって、「そろそろもう自分で来られるよね」と言った瞬間に、その子はまた不登校になるのです。なぜでしょう。「学校の先生やクラス全員、学校の友だちみんなが、わたしに学校に来てと言ってくれるから行けるの。わたしのために保健室が用意されているから行けるの」というわけです。もちろん、不登校の子はそのようなことを言葉では言いません。意識化されていませんが、無意識的な背景にはそのような思いがあります。

よかれと思ってした配慮が、非常にゆがんだ現実認識を生み出してしまっているのです。不自然な認識を保証するような配慮をしてしまうと、それから先は、もう手はつけられなくなります。

自分の思いが通用しないことがいじめ

私が経験した不登校などのケースでは、いじめが原因だとして相談に来ても、よくよく聞いてみると、誰か特定の人からのいじめではなく、本人の思い通りに事が進まない現実に対していじめを受けたと語っていることがよくありました。自分の思いが通用しないことがいじめだと考えているのです。周囲から見ると、いじめは見受けられません。確かにいじめを受けているケースもあります。最近、学校現場で執拗ないじめが起こってはいますが、実際にいじめを受けているケースでは、むしろ、子どもはいじめを受けていることを否定します。

二十年近く前になりますが、いじめが原因で学校に行けなくなったのに、学校に相談しても何も取り合ってくれなかったから、教育委員会に訴えると言って、親子で相談に来たケースがありました。本人の話を聞いてみると、学校に行ってもみんなが無視するというのです。朝、あいさつをしてくれないというのです。「みんなが無視するのは辛いね。あなたがみんなにおはようと言ってもあいさつしてくれないの？」ときくと、その子は、「えっ？」と言いました。おかしいなと思いながら、「ほかにいじめは？」ときくと、「消しゴムを忘れても、隣の子が貸してくれない」と言うのです。「いやあ、意地悪だね、それは隣の子が。消しゴムを忘れたから貸してと言っても、いやだと言って貸してくれないの？」ときくと、また、ぽかーんとしているのです。あれ？と思いながらいろいろ診ていくと、次のようなことがわかりました。その子の母親は、子どもが学校から帰ってきた音がすると、すぐに玄関まで出ていってドアを開け、「お帰りなさい」と言います。次に、「〇〇ちゃん、おなかすいたでしょう。夕飯まで時間があるから、あなたの好きなイチゴのショートケーキ買っておいたからね」と、ケーキが出てきます。それが当たり前のような家庭で、その子は長年育ってきました。その子にしてみれば、友だちの方から教室のドアを開けて、「〇〇ちゃんおはよう」と言ってくれなかったら、みんなに無視されたことになるのです。「おなかすいたでしょう、ケーキあるわよ」と言って出してくれるのと同じように、「あなた消しゴム忘れたでしょう、貸してあげるわよ」と言ってくれなかったら、友だちにいじめられたことになるのです。自分から、おはようと言ったことはなかったのです。自分から、消しゴムを忘れたから貸してと言ったことがなかったのです。

このような現実を親御さんが知っていれば、学校を訴えるとか、教育委員会に相談するなどという話にはならなかったはずです。本人も親御さんも、このような状況だということは、気づいていなかったのです。こういう話をしますと、母親が悪いと考える方が少なくないと思いますが、必ずしもそうとは言えません。何でも母親のせいにするのはよくありません。母親のせいにすること自体が、母親離れ、乳離れできていない証拠なのですから。

言われたとおりにしか仕事ができない

これも実際にあった話です。大学を出て就職した方が、「上司の言うとおりに仕事をしたにもかかわらず、頭ごなしに上司がどなってきた。わたしが、何がいけないかをきいても、上司は答えてくれなかった。わたしはもう会社が信用できなくなって、会社に行けなくなった。家に帰ったら、頭痛と吐き気がして耐えられない。会社を訴えるから、うつ病の診断書を書いてくれ」と言って父親と一緒に相談に来ました。

詳細をきいてみると、上司から十件分の顧客リストと十枚の伝票を与えられて、このリストどおりに伝票を切ってくれと言われたのです。上司が「ここに○○産業とあて名を書きなさい。ここに物品の名前を書いて、単価を書いて、個数を書いて、消費税を書いて、全部計算して、合計金額で請求金額いくらと書きなさい。いいね、じゃあ頼んだよ」と説明しました。その方は言われたとおり、残りの九枚を書きました。それを見た上司が、「ばか、おまえ何やってるんだ！」としかったのです。「なぜ怒るんですか？」ときいたら、「そんなことぐらい自分で考えろ！ もう来るな」と言われて終わりました。

おわかりですね。残りの九枚全部、一枚目と同じものを書いたのです。まじめな話です。本人は、何を怒られたのか気づいていないのです。親ももちろん、「わたしは全部一枚目と同じように書いたのよ」と言えば、「それはおまえが悪い」となるかもしれません。しかし、本人が自分は言われたとおりにやっただけだからと何の疑いもないわけですから、家に帰って、「わたしは上司の説明どおり仕事をしたのに、頭ごなしにしかられて、もうおまえなんか来るなと言われた。何が間違っているのかをきいても、教えてくれなかった」という話だけをして、次の日から「頭が痛い、吐き気がする、会社に行けない」と言います。親も、「それはひどいな」ということになるわけです。

最近の若い人は言われたことはできますが、自らの判断では動けないのです。学校では、「さあ、みなさん、中間試験は今日で終わりました。答案を返します。点数のよかった子も悪かった子も、中間試験のことはもう忘れて、今日からは気分を変えて期末試験のために勉強しましょうね」と、先生が言います。中間試験でやったことは、そこでチャラです。全部白紙にして、今日から期末試験に向かってとなるのです。「今回の期末試験の範囲はここからここだからね。ほかのことは考えないでいいよ」と言われ、言われたところだけを覚えて答案用紙に書き込んで、それが終わったらすべて忘れて、「次の試験のためにやりましょう」です。職場でも、一枚目の説明を受けて、言われたとおりに残りの九枚も一枚目の説明のままやるわけです。何の不自然さも感じません。そして、「昨日説明したから、今度はいいよね」と言われても、だめなのです。昨日説明されたことは、昨日の仕事に対する説明であって、「今日の仕事は今日説明してください」となります。

相手が気づいて助けてくれるのを待っている

企業の人事課長さんから、こんな話も聞きます。若い人から、「生きがいが見いだせないので、部署を替えてほしい」という相談を受けたので、面接をしてどういう部署なら生きがいを見いだせるのかをきくと、真面目な顔をして「それを考えるのが人事課長の仕事でしょう」と言うのだそうです。今の若い人は、どんなことも相手が気づいて助けてくれると思っています。困り方がわからないのです。困ったことがないのですから。困ったらいつでも相談においでといってもだめです。「困る」というのがどのようなことか知らないのですから。本人に「困っている?」ときいても、何の答えも返ってきません。困るというのがどのようなことかも知らないで育ってきていますから。そして、その責任はすべて上司が問われます。すると、職場でも先回りして、いろいろな手を打って、ますます困らないようにしていくのです。

一生、優秀な部下であり続けたい

優秀な部下は、部下としては優秀ですが、優秀な上司にはなりません。なぜかというと、言ったとおりに仕事をこなすのは、主体性がないからできることなのです。主体性があれば、言われたとおりにはできないはずです。言われたとおりにしようと思っても、そこに自分の考え方がどうしても入ってきます。言われたとおりに仕事がこなせるのは、主体性がないからなのです。主体性がない人を、判断を求めるような立場に置いたのではつぶれます。上司に気に入られた優秀な部下が、そろそろ彼を役職にといって役につけた途端につぶれてしまうことがよくあります。それは、優秀な部下は、一生優秀な部下でしかあり得ないからです。

昨今、人材派遣に関する法律もどんどん変わってきて、一生、優秀な部下であり続けられる道が人材派遣として開かれているということです。派遣先では、会社の重要な情報は示されず、判断をして仕事をこなすようなことはしなくてもよいわけです。事務的な作業だけをこなせばいいのです。一年もたてば別な人が来るということです。派遣されるほうも、責任はありませんから言われたことだけをして帰ってきます。お互いさまということで、最近は人材派遣業がどんどん伸びてきています。ただ、若いうちはよくても、年を取ったときにそれでは困ります。

他人の責任で自由にしたい

働いている人たちの、非常に重要な職務負担の原因は何かというと、上司や同僚の理解が得られないこと、もう一つは、自分のさい配で仕事がマネージメントできないことです。この二つの具体的な形が、仕事の丸投げです。「これ頼むよ」というのが、今の若い人には通じないのです。

若い人たちは、自分の思いどおりに仕事がしたいと言いながらも、責任を負うかというとそれはしません。自分の判断によって仕事を調整することが可能な役職につくということは、それだけ重い責任を負うということです。しかし、最近の若い人たちは、これを理解していないのです。「お父さん、お母さんが見ていてあげるから、好きにしていいよ」と言われて、親のもとで自由に遊ばせてもらっている、二歳、三歳の子どもの感覚のまま社会に出て、仕事について、人の責任で自由にさせてほしいと言っているわけです。

自由にしたければ、自由にすることが許される責任あるポジションにつきなさいということです。「自分が責任を負うのなら、自由にしていいよ。人の責任なら、その責任を負う人の言うことを聞きなさい」というのが世の中のルールです。それなのに、人の責任で自由にしたいが、それができないのが苦痛だというのが、若い人たちの理屈です。それが職務負担だといって、まかりとおっています。それを職場で聞き入れてあげましょうとなると、とんでもなく現実がゆがめられます。その場はよくても、後々、大きな問題が起こってきます。

相手に気を遣うような態度をとることによって、今度は、相手がこちらに気を遣ってくれます。相手の責任を肩代わりすることによって、相手がこちらの責任を肩代わりしてくれます。実は、どちらも本来自分が責任を負っているわけではありませんから、何かあっても責任を問われることもなく、気が楽なのです。こうして、責任を問われない相手の責任を肩代わりすることによって、「無責任」にいい顔ができるのです。

2　現実的な有能感

日常的なことは自分で責任を負い、重要なことは相談する

最近、子どもたちにとって家庭での会話が重要だといわれ、親子で会話をもつように勧められています。子どもといいましても、二十歳過ぎてもふくまれますが、親子の会話が友だちのようなのです。これは実はまずいのです。友だちのような親子関係で、学校で、あるいは会社であったことを、うちに帰ると何でもぺらぺらと子どもが親に話します。日常的な会話は成り立っていますが、いざ何か問題が起こったときの相談は、一切親にはしていないのです。

本来、小学校四、五年生になると、親とはあまり口をきかなくなるものです。親ではなく、自分の責任で判断し、親以外の友人や学校の先生方に相談をするようになるのです。つまり、家庭的に自立をしていくのです。しかし、いざ自分で責任を負えないことになると、やはり親に相談せざるを得ないのです。

今の若い人たちは、日常的な些細なことでも、責任を自分で負わずに、親に投げかけています。それでは、本当に重大な問題が起こってきたときはというと、重大な問題を問題として意

識する力がないのです。友だちのような親子関係といいましたが、これは、親が親ではなく子どもと同じでしかないということです。親が大人になりきれていないのです。親子そろって仲のいい「子ども」でしかないというのも、怖いことです。

私が若いころは、若いなりにあるところまで自分で責任を負い、責任の意識はあるが責任が負えないとなると親なり、職場の上司なりに相談をしました。今の若い人たちは、日常生活のレベルで責任をすべて上司や親に振っています。重要なことは相談し、日ごろのことは自分で責任を負わせなければいけないのですが、そこが今の社会に欠けているのです。

相談をして、それはわがままだといわれると、相談したくてもできなくなってしまいます。困ったことがない人が、どのように困っていいかということで思い悩んでいるのだとすると、そこにも目を向けてあげなければいけません。このようなことを相談すると恥ずかしいのではないか、ばかにされるのではないかと思うと、なかなか相談もできません。「若いうちはそんなものなのだ」ということを教えてあげなければいけないのです。

上手に我が儘になる

我が儘とは、我がある儘ということで、主体性があるということです。わがままは、大事なことなのですが、小さいころからわがままはいけないと言われてきた人は、わがままになったことがありません。親元を離れて自由にしようとすると、わがままになったことがない人は、非常に幼稚なわがままさを発揮します。問題は、わがままになることではなく、幼稚なわがままさを発揮することです。当然、幼稚なわがままは、その責任を他者に負わせようとします。悪いと言われれば止めなければなりませんが、下手と言われればもっと練習をして上手になればいいわけです。要は、わがままはいけないのではなく、上手にわがままにならなければいけないのです。自分自身の目的を達成するために、自分の責任で、年齢相応の分別を持って、主体的に判断し行動すること。これが、上手なわがままなのであって、大人として必要なことなのです。

「いい子」とは、相手にとって都合のいい子という意味です。相手にとって都合がいいから、相手からご褒美がもらえるのです。いい子が大人になると、いい人、つまりお人好しです。残念ながら、大人の世界でお人好しになっても、その責任は自分がとらなければならないのです。子どものころ、自分に理解を示してくれていた大人は、自分が大人になったときには、周りにはいません。いるのは、自分と同じ年齢の大人です。自分が子どものころ付き合うことができなかった、同年齢の子どもが、自分と同じ大人になっているのです。自分と同じ年齢の大人は、誰も自分の世話はしてくれません。昔、自分が子どものころ、いい子にしていたら大人がご褒美をくれましたが、そのころの大人は、周りにはいないのです。

がんばらなくてもいい方法を考える

学校では、三時間ぐらい勉強しただけで七十点とる子がいて、三十時間こつこつ勉強しているまじめな子が五十五点ということがあります。「あんなに一生懸命まじめにやっているのに、五十五点。ちょこちょこっとやっただけであの子は七十点。七十点の子、ちょっとずるいわよね。五十五点はちょっとかわいそうだから、六十五点ぐらいにしておいてあげようかしら」というようなことが、あったとしたらどうでしょう。

三十時間と三時間で同じ結果だとしたら、三時間で結果を出したほうが優秀です。A氏は黙々と残業しながら仕事をしています。B氏はちょっと仕事をして五時には帰ってしまいます。五時で帰るほうが仕事の能力が高いのです。黙々と残業しているのは、確かにがんばっているかもしれませんが、がんばっていることに対しての評価なのではなくて、やったことに対する評価が大事なわけです。能力が高ければ、がんばらなくてもいいわけです。世の中、そのようなものなのです。

私は負けず嫌いですから、努力を必要とすることには、最初からかかわりません。私の辞書に「がんばる」という言葉はないのです。がんばって何とかなると、思っていませんから。がんばっても、どうにもならないものはなりません。そこには、現実離れした自己過信があるのです。

大事なことは、がんばらなければいけないというのは、的を射ていないから、別の言い方をすると、無理をしなければ事がなされないからがんばることが必要なのであって、的を射た、要領を得た考え方、かかわり方ができていれば、同じことをするにしてもがんばらなくても済むのです。するのであれば、がんばらなくてもいい方法で物事にかかわらなければいけないということです。がんばることに対する評価ではなくて、がんばらなくても済むように考える力を持っているかどうかが、能力として大事なことです。

世の中、本当に怠け者が多いのです。こつこつ仕事をしている怠け者。十個の仕事を与えられて、十個をまじめにやっている怠け者。おわかりでしょうか。十個仕事を与えられたときに、一番目の仕事の重要度を考えて、四十パーセントの重要度であったら四十パーセントの仕事をする。二番目の仕事が九十パーセントの重要度であったら、何よりも先にその仕事をする。三番目の仕事が五パーセントの重要度であったら、とりあえず横に置いておきます。重要度を考えて一定の枠の中で仕事を進めていくのが、仕事をこなすということなのです。考えもしないで与えられた仕事を十個こつこつとやっていって、「わたしは毎日残業して、それでも仕事をこなし切れませんでした。こんなに努力をしたのですが」などというのでは、話にならないわけです。これは怠け者の仕事なのです。

それは、表に見えている努力はしているかもしれませんが、表に見えない努力はしていないのです。われわれが目を向けるのは、表に見えていることではなく、見えていないところです。物事に対しては、見えないところで、どれだけ取り組むかということが、重要なのです。見えているところでこつこつ仕事をこなしているということは、見えていないところでは仕事をしていないということです。それは仕事をこなしていないということです。

仕事に対して、無理なくこなせるように工夫をすることが大事なのであって、無理なくこなすということは、そこにがんばるということは発生しないのです。がんばらなくてもいいように考える努力は必要ですが。がんばっている人というのは、見えない努力を怠っているから、見える部分でがんばっているということです。ですから、「がんばれ」という言葉は、私は好きではありません。「どうしておまえ、がんばらなければいけないんだ。もっとがんばらなくてもいいような仕事の仕方はないのか。何を黙々と残業をしているんだ。もっと決められた時間の中で、ちゃんと要領よくこなせ。君は仕事のことがわかっていないね。仕事をこなせていないんだね」ということになります。

若いときはだめで当たり前

現実に与えられた責任以上の過大な責任感を感じている人がいます。その非現実的な過剰な責任感でつぶれていく若い人たちもいれば、上司も非現実的な過剰な責任感を持って、部下のことはすべて自分の責任だと思っていることがあります。しかし、それは現実離れした責任感です。過剰な責任感を背負い込んでいる人ほど、実際の実力は小さいことが多くあります。失敗を繰り返しながら、いろいろな経験をして、実力がついてきて、本来与えられた現実的な責任に近づけば、近づくほど、現実感が増し、空想的な思い込みが減って、与えられた責任を果たすことができるようになります。自分の能力の限界と有能さに気がつくわけです。能力は無限なのではなく、有限であるという現実に気づきます。これが、「現実的有能感」です。「実るほどこうべを垂れる稲穂かな」というように、現実的な認識を持っている人ほど、粛々と、淡々と、あるいは謙虚に、現実に与えられた責任を果たそうとします。無限な能力を持っているかのような幻想は、非現実的な自己過信です。そして、能力には限界がある、有限の能力を持っていると感じるのが、現実的有能感です。能力に限界があるので、その有限の能力を有意義に使いこなそうとするところに現実的な賢さが生まれるのです。若いときはできなくて当たり前です。それなのに、「できない」自分を許せないと思っています。それが、非現実的な自己過信です。

最近の若い人は、やれもしないのにやれると思い込んでいて、うまくいかないとすぐに「自信をなくした、頭が痛い、吐き気がする、調子が悪い、うつ病です」と言って会社に出てこなくなります。やってもいないのに、どんな自信があるのでしょう。職場の上司は、長年いろいろな体験をし、苦労をし、工夫をしてきたはずです。ですから今、自信を持って仕事についています。何の経験も体験もないのに、「自信をなくしました」と言う最近の若い人たちは、自信があったのではなくて、やれるという思い込みを持ってやったら、やれなかったということです。そして、「僕はだめですね」と、落ち込んでしまいます。できなくて当たり前なのに、それが受け入れられないのです。

今の若い人は、だめであってはいけないと思っていますから、「若いときはだめで当たり前なのだ。若いのにやれたら先輩に失礼だろう。おれの立場がないぞ」と、上司が若い人たちに言わなくてはいけません。「おれたちだって、若いときは何もできなかったんだ。今だからできるようになったんだ。いきなり十年、二十年苦労してきたおれたちと肩を並べて、できる、できないなんて、おまえ生意気なことを言うな」と。「できても、おれたち上司の立場があるんだから、できないふりぐらいしろ」と言うぐらいにして、失敗したらとんでもないことが起

図５　現実の責任と過剰な責任感（思い込み）

・実力が高まるとともに、現実の責任が見えてくる
・過剰な責任感（実際には責任を負っていない領域）での活動は、無責任である
・現実に追っている責任を果たす、現実的な能力が必要

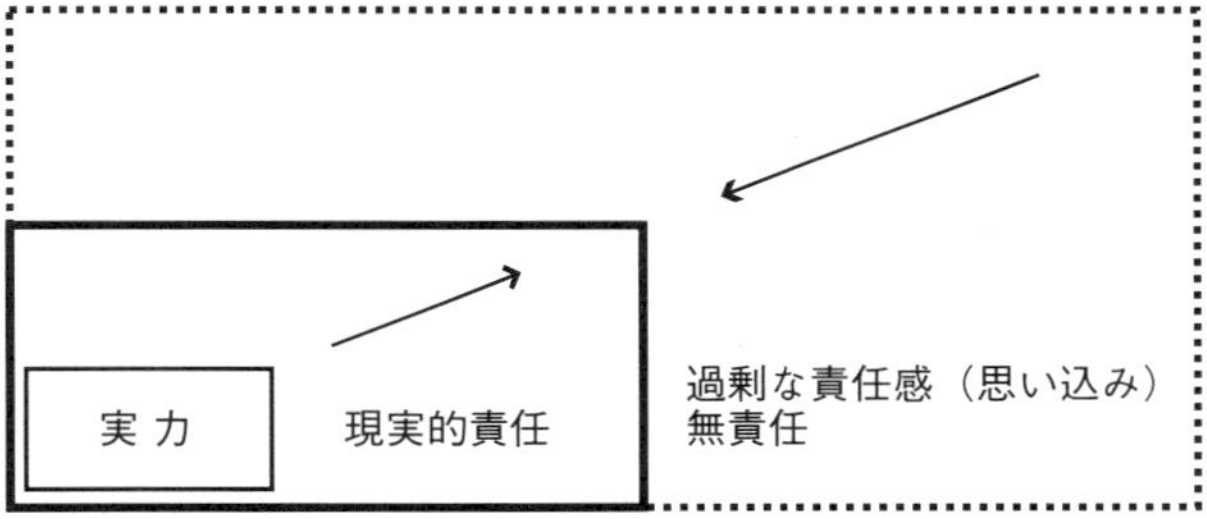

こるかもしれないと恐れている若い人たちの不安を、できれば肩代わりして、「失敗をしてもいい」という保証を与えていくことが大切です。その失敗は、決して取り返しのつかないものではなく、「失敗は成功のもと」くらいの心のゆとりが必要です。

非現実的な自己過信は失敗を許しませんが、現実的な有能感は、あるべき現実の自分を受け入れることですから、失敗も含めて、自分自身を大切にすることができるのです。これが、健康的な自己愛です。非現実的な自己過信からくる完璧さを満たそうとするのは、不健康な自己愛なのです。

3　幼児期までさかのぼる職場不適応の要因

年齢と仕事の質

世の中の仕事には、三種類あります。一つは、問題を見いだす仕事。誰よりも先に新たなる問題を見つけ出さなければなりません。新商品の研究開発もその一つです。まったく現実離れした、誰にも受け入れられないような発想では意味がありませんから、優れた現実検討能力と洞察力が必要です。二つめは、出された問題を解き、答えを導き出す仕事。世の中で提示される問題には、答えがありません。学校で示される問題とは異なり、あらかじめ答えが用意されているということはないのです。五年、十年先を見て、よりよい答えを出さねばならないからです。そして、三つめは、出された仕事に従う仕事。

机上の空論の中で育ってきた若者たちは、どんなに優秀と言われてきたとしても、あらかじめ用意された答えに従うことしかできないのです。

二十歳代は、出された答えに従う仕事、つまり、作業を行うのです。しかし、三十歳代になると、主体的に判断をしなければならなくなります。四十歳代は現場での責任を負う仕事。五十歳代は、離れたところで、すべての責任を負う仕事になります。四十歳代は、まだ現場で「ちょっと待て」と直接対応できますが、五十歳代になると、見えていないところで何が起こっているのかを知っていなければ務まりません。現場ではなく、組織としての責任を負わなければならないのです。

二十歳代の作業から三十歳代の主体的判断を必要とする仕事への変化は、大きく「質」が変わることになります。そこで、多くの人たちが、「判断」という現実的主体性の壁に突き当たり、これを乗り越えられず、抑うつ状態に至るのです。職場の配慮と称して、三十歳代での判断を免除し、作業で許されたとしても、いよいよ四十歳代になれば、それでは済まされません。退職までの間、ずっと二十歳代の仕事で許され、給料だけは年齢相応に上がっていくというのはあり得ないことです。三十歳代になって不調を繰り返しながらも何とか職場の配慮で休職しないでやれたとしても、四十歳代の壁には太刀打ちできずに完全休職、場合によっては退職へと追い込まれてしまいます。

幼児期、就学期、就労期と繰り返されるプロセス

二十歳代は作業的仕事、三十歳代は主体的に判断をし、四十歳代は現場での責任を負う、五

十歳代は離れたところですべての責任を負う仕事と、仕事の質が変化することは先に述べました。この仕事における変化の図（図6－1）は、何も職場における話に限ったことではありません。専業主婦であったとしても、同じです。大人としての社会的成長を表しているのです。すべての大人に対して、「社会的自立」という成長が必要であることを意味しています。学校教育法（昭和二十二年）には、小学校での教育において学校内外の社会生活の経験に基づき人間相互の関係について正しい理解と共同、自主および自律の精神を養うことや心身の調和的発達を図ることが示され（第十八条）、中学校では感情を正しく導き公正な判断力を養うこと（第三十六条）、高等学校では社会について広く深い理解と健全な批判力を養い個性の確立に努めること（第四十二条）と記されています。二〇〇九年以降、裁判員制度が導入され、国民のすべてが重犯罪に対しての判断義務を負うことになります。学校教育法における中学校までの義務教育課程を修了していれば、公正な判断力が養われているわけですから、大人としての判断を求められても十分に応えられるはずです。

職場不適応と同じことが、不登校でもいえるのです。小学校の低学年は、先生の配慮に守られ、言うことを聞いていれば成り立つ世界ですが、小学校の四年生以降は自分たちの判断で行動しなければなりません。多くの不登校の児童・生徒は、小学校の四年生に人間関係が崩れて

図６-１　仕事の変化

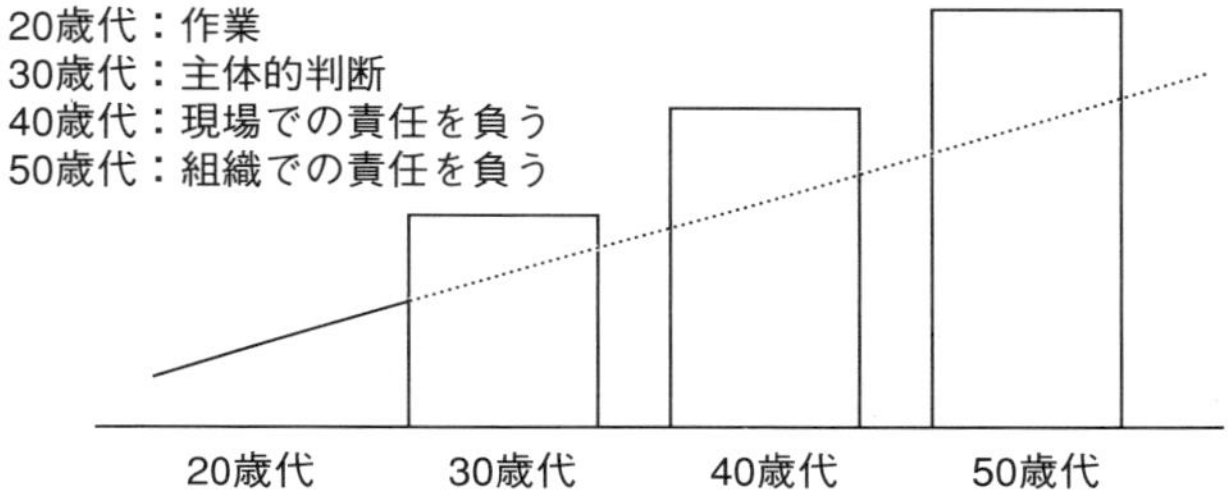

30歳代以降は、量の変化ではなく質の変化

図６-２　学校教育の変化

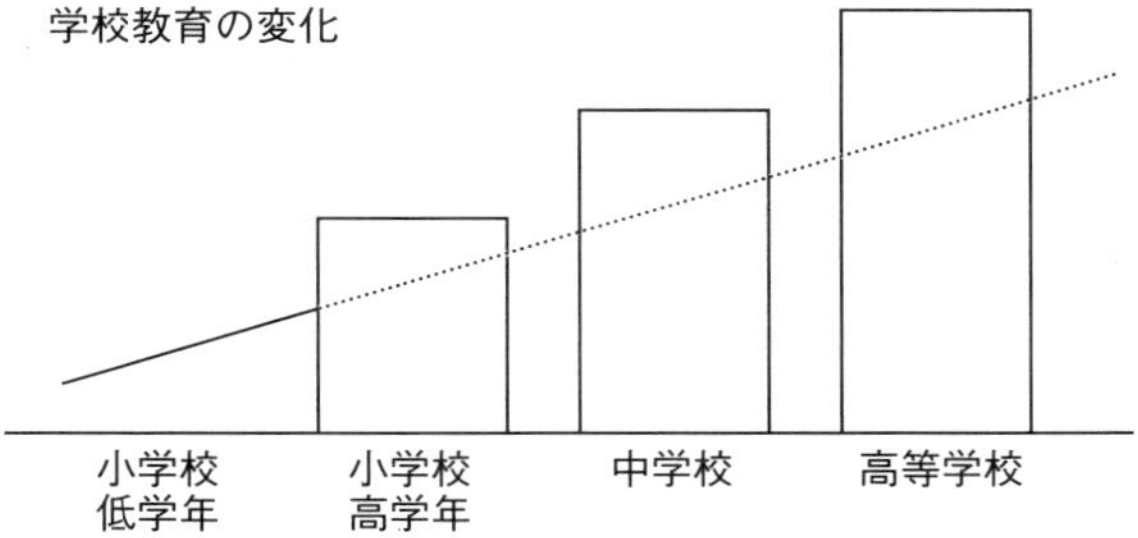

小学校高学年以降は、量（作業）の変化ではなく質（判断力）の変化

図６-３　乳幼児の発達

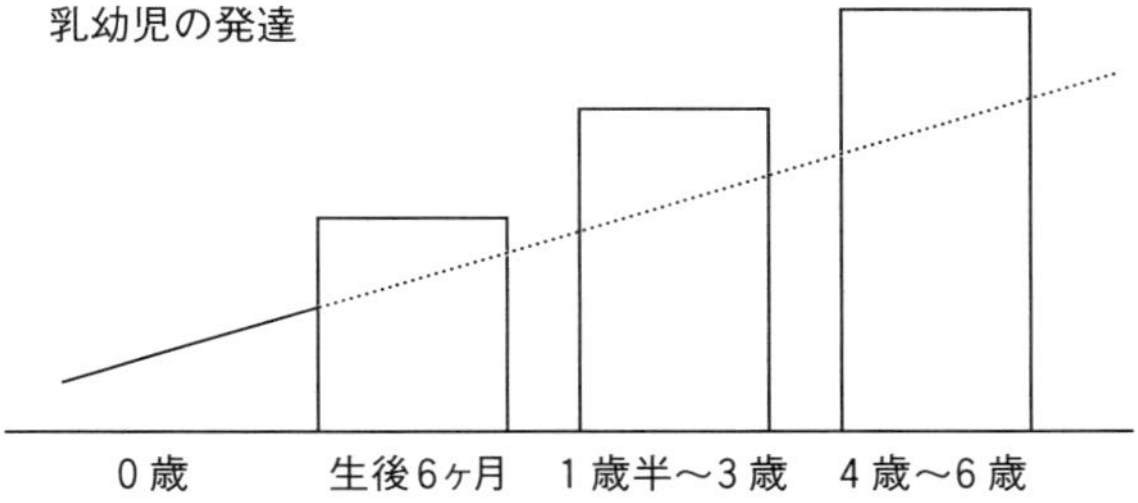

欠席傾向になるのです。中学校になると学校の配慮もなくなり、自分自身の言動に責任を持たなければなりません。小学校の高学年で、学校から過大な配慮を受けていた不登校気味の児童は、中学校の壁を越えられず、完全不登校になっていくのです。第二次反抗期・思春期に位置するこの図（図6-2）は、「家庭的自立」とでもいいましょうか。

そして、実は、同じグラフが、乳幼児期にもあるのです。次に示す乳幼児の発達の図（図6-3）は、第一次反抗期に位置し「精神的自立」という、もっとも大切な発達の基礎を示しています。

乳幼児期の発達に関する研究では、アンナ・フロイト、メラニー・クライン（Melanie Klein）、マーガレット・マーラー（Margaret S.Mahler）、ルネ・スピッツ（Rene A.Spitz）、ダニエル・スターン（Daniel n.Stern）、ドナルド・ウッズ・ウィニコット（Donald Woods Winnicott）、ジョン・ボウルビィ（John Bowlby）などにより、数か月単位で細かく発達段階が区分されています。ここでは、職場不適応・不登校に合わせた考え方として、大まかに四区分に分けて説明します。

生まれたばかりの段階では、親に世話をされています。生後五、六か月で寝返りができるようになり、やがてハイハイ、つかまり立ち、独り歩きをするようになると、自らの判断でどんどん行動するようになります。また、一歳を過ぎると母親との間で言語的な交流が増え、意思表示も活発になり、一歳半から三歳の第一次反抗期の段階（精神的自立の時期）では、現実的に自分の言動に責任を負わなければならなくなります。

そして、四歳から就学までの間は、幼稚園などでの友だち関係を通じて、相手の心という見えない世界に目を向けて自分の行動を決めなければなりません。

このように、幼児期、就学期、就労期と同じプロセスが繰り返されるのです。幼児期の精神的自立が十分なされていれば、その後の繰り返しも問題なく達成されていきます。しかし、最初のプロセスでの発達が不十分だと、当然、その後の発達は達成できません。三十歳で職場不適応になる要因は、実は、幼児期の精神的自立にあったのです。

4　非現実的な自己過信

魔法使いの魔法の杖

先ほどから非現実的な自己過信という言葉を用いていますが、これは言い換えると幼児的な万能感を意味します。この「万能感（feeling of omnipotence）」は、ジークムンド・フロイトが「思考の全能」として示し、シャーンドル・フィレンツィ（Sándor Ferenczi）によってさらに深められた概念です。

シャーンドル・フィレンツィは論文「現実感の発達の諸段階」（一九一三年）で、乳幼児の全能感（万能感）が現実感（sense of reality）の発達とともに制限されていくことを述べています。その中で示されているのが、魔術的全能感です。ここで述べる「魔法使い」の話は、シャーンドル・フィレンツィの魔術的全能感の概念を参考にして、わかりやすく説明するものです。

生まれたばかりの赤ちゃんは「魔法を持っている魔法使い」です。なぜならば、思ったことが何でもかなうからです。おなかがすいたと思うとおっぱいが現れる。おしりが気持ち悪いと泣くと、すっとおしりがきれいになるのです。赤ん坊はまだ母親をはっきりと認識していませ

図7　自分と他者への空想的期待

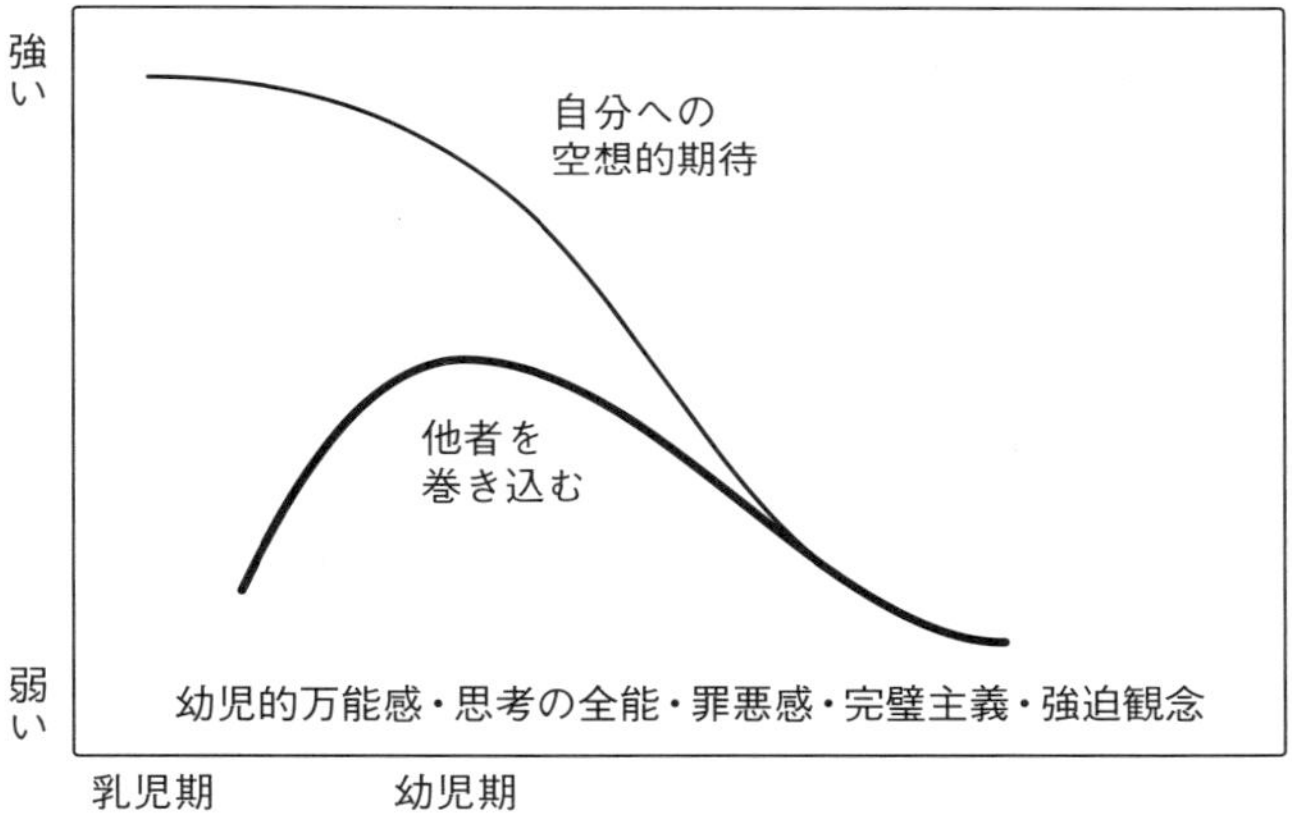

ん。母親によって事がなされているという認識ではなく、思ったことがその通りに満たされる、自分自身が魔法を持った魔法使いなのです。やがて、寝返りをし、ハイハイをするようになると、興味の幅も広がり、あれこれと勝手に手を伸ばすようになります。そうすると、思った通りに事がならないということに気づかされます。しかし、オギャーと泣けば、すぐさま母親の手が伸びてきて、願いを叶えてくれます。これは、「母親という名の魔法の杖を使う魔法使い」なのです。中学生の不登校児の多くが、引きこもりとともに家庭内暴力を起こします。父親にではなく母親に暴力をふるうのは、父親が怖いからではなく、魔法の杖である

母親に対して「なぜ魔法で私の願いを叶えないのだ！　言うことを聞け！」と怒っているのです。

「魔法を持っている魔法使い」と「魔法の杖を使う魔法使い」はどちらも、非現実的な自己過信なのですが、前者は自己完結的な万能感であり、後者は母親や他者を巻き込んで自分の希望を叶えようとする、万能感を満たそうとする状態です。強迫観念とは、不合理とわかっていてもぬぐい去れず支配されてしまう思いのことをいいます。この不合理な思いにとらわれて、不自然な行動をとってしまうことを、強迫行為といいます。パニック障害も強迫性障害も、自分の思ったことが現実に起こってしまうという思い込みによって生じるものです。これを思考の全能といい、自分が魔法使いであるがゆえに、思ったことがすべて現実のことになると思い込んでしまうのです。これは、成田善弘が強迫性障害（強迫神経症）に自己完結型と巻き込み型があると述べていることに一致しています。きわめて幼児的な人は、自分自身で非現実的な自己過信を満たす努力をします。自己完結型で、周囲を巻き込むことはありませんが、頑固に自分の考えだけを押し通しますから、結果的に周囲が尻ぬぐいをさせられます。母親の力で非現実的な自己過信を満たそうとする巻き込み型の人は、職場においても「母親」を求めています。母親のように世話をしてくれる人を見つけると、途端に元気になります。しかし、「私はあなたのお母さんじゃないわよ」となるのです。

図8　自我の発達

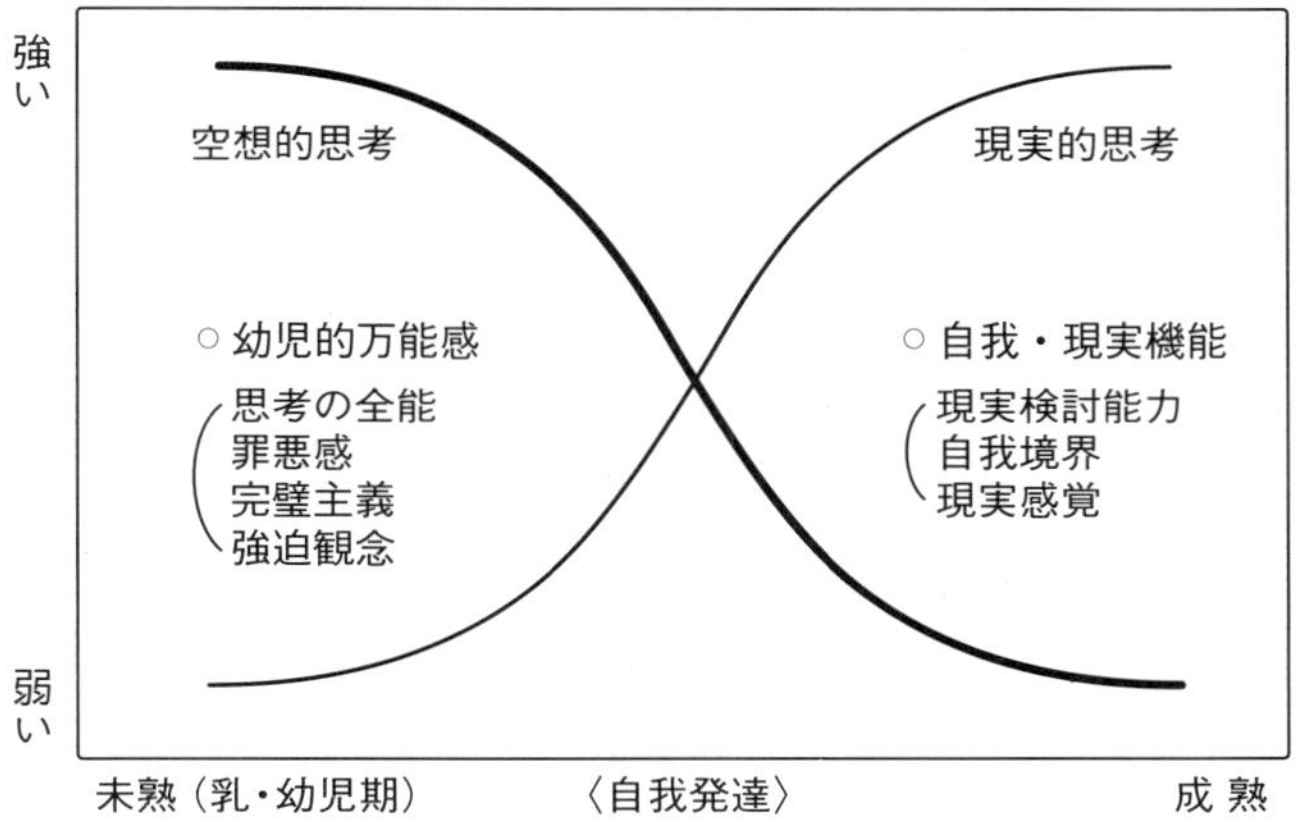

母親からの精神的自立

次の段階として、一歳から三歳にかけてのいわゆる第一次反抗期、つまり、母親からの精神的自立をきたす時期があります。この時期に、母親も自分も別の存在で、世の中には魔法など存在しないのだという現実的認識を身につけるのです。おなかの中にいるときから一緒である母親は、子どもの気持ちがわかって当然です。子どもが、母親以外、つまり父親とかかわることによって、母親との「あたかも魔法が存在するかのような」幻想、幼児的万能感の世界から現実の世界へと踏み出すのです。子どもが育つことは、子どもが精神的に自律・自立することであり、母親との世界から現実の世界へと踏み出すことなのです。

非現実的な自己過信という空想的で万能な思考から、能力には限界がある、能力は有限であるという現実的有能感へと精神的な成長（自我の発達）をきたすことが重要です。乳幼児期の幻想的な状態から現実的思考に移行する段階を児童精神分析家であるメラニー・クラインが研究し、イギリスの小児科医師であり精神分析家であるウィニコットは「錯覚」が崩れて「脱錯覚」に至ることと語っています。また、わが国における発達の特徴は、本書「はじめに」でも紹介しました小此木啓吾の『自己愛人間』、北山修の『幻滅論』に詳述されています。

母親から子どもを自立させるために、母親が子どもを突き飛ばすわけにはいきません。母親が、子どもに「早くお母さんから自立しなさい、向こうへ行きなさい」と突き飛ばしたのでは、子どもは母親に捨てられまいと、ますます母親にしがみついてしまいます。おなかの中から赤ちゃんが生まれるのは、まず赤ちゃんが外へ出ようとする動きを始め、子宮の収縮という母親の後押しがあり、外で助産師さんや産科医が待っているからです。同じように、母親の世界から現実の世界へと子どもが自立するには、子どもが外の世界に興味を持ち、母親が後押しをするとともに、母親以外の母親と同じくらいに子どもから安心感と信頼感を向けられている人物が、迎えてあげなければなりません。母親は、子どもに対して「安心感」という命の保証を与えますが、母親からの自立を促す子育てには、母親以外の、通常は父親の力が必要なのです。精神的自立という第二の出産では、母親は子宮であり、父親が助産師なのです。

グリム童話の白雪姫の話は、初版では継母ではなく実母として書かれています。母親と娘の密着した関係の話です。浦島太郎も原話は「八十歳の母親と二人暮らし」の四十歳の浦島太郎が、海の中の竜宮城、つまり子宮の羊水の中で赤ちゃんのように過ごす話なのです。このどちらの話にも、父親は登場しません。

母親がいつまでも子どもの魔法の杖となっていると、子どもの幼児的な万能感、現実離れした自己過信が温存されてしまうのです。母親と子どもの間での非現実的な自己過信の世界から、子どもを現実の世界へと自立させるのは、父親の役目です。現実の世界で、父親とかかわることによって、魔法は存在しないことに気づき、思い通りにいかない経験を積み、そうした現実的な体験を重ねるなかで、自分自身の思いを満たすためにさまざまな知識を生かし工夫することによって、現実に満足のいく結果を出せることがわかるのです。そこに智恵が生まれます。「知識を智恵とせよ」です。現実離れした知識は、役に立ちはしません。無理矢理思い込まされるのではなく、体験を通じて現実を理解することができるようになるのです。現実の世界には、できることとできないことがあります。自分の能力にも、可能なことと不可能なことがあるという現実的な有能感が生まれるのです。

「私はあなたのお母さんじゃないわよ」と、妻が夫に言っているのを耳にします。父親が妻を魔法の杖にして、「帰ったぞ」「飯」「風呂」「寝るぞ」……とやっていたのでは、残念ながら、母親と子どもの幻想の世界から、子どもを現実の世界に連れ出すことができません。父親もあたかも妻という名の魔法の杖を使う魔法使いであり、当然のように、子どもも母親という名の魔法の杖をつかう魔法使い、そして、母親自身が妻として、母として、夫と子どもの魔法の杖になってしまっているのです。

ゴム風船の中の縫いぐるみ

先にも述べましたが、我が儘というのは大事なことなのです。わがままとは、その主体性が社会性を欠いていたり、年齢相応の主体性、あるいは精神的な自立した状況でなかったりすると、周囲とトラブルを起こします。そのようなときに、それを感情的に否定するのではなくて、パーソナリティーの未熟さ、あるいは社会性の未熟さを、伸ばしてあげることを考えなければなりません。そして、伸ばす前に、まず、本人に気づかせなければいけません。しかしながら、気がつかない人に対して、気づかせるということは、非常に危険なことです。

子どもが、ゴム風船の中に入っている縫いぐるみを持って歩いているのを見かけたことがあります。その子どもは、縫いぐるみを移動させているのですが、縫いぐるみには触れていないのです。ゴム風船の中に入っていますから。縫いぐるみに触れようと思うときには、ゴム風船を割らなければいけません。先に書きました、保健室登校も同じです。不登校の子が、自宅と学校を移動しているように見えても、ゴム風船に入った縫いぐるみが運ばれているのと同じです。自分自身で登校しているわけではないのです。

今の若い人たちは、この縫いぐるみと同じ状況にあります。社会で生活しているように見えても、分厚いゴム風船の中で暮らしているのです。自分の足で移動はしていません。ゴム風船に入ったまま、周囲の親切な大人たちが、あたかも本人が移動しているかのような嘘をついて、代わりに移動させてあげているのです。彼らは、自分たちの勝手なファンタジー、空想の中で物事を受け止めて生活しています。幼児的万能感という、あたかも自分が魔法使いであるかのような、非現実的な自己過信の世界にとどまっているのです。

完璧（完全）主義は、自分が完璧（完全）であるがゆえに、がんばれば何でも完璧（完全）にこなせると思うのです。完璧（完全）であるはずの自分が完璧に事をこなせないと、傷つき、抑うつになります。傷つきたくないために引きこもるのです。劣等感も、自分が優秀であるはずという思いの裏返しです。完璧さを維持するために強迫行為が生じます。過剰な罪悪感も非現実的な自己過信の現れです。パニック障害といわれる状態の中心的要因は、この非現実的な自己過信です。「飛行機が落ちると思うと怖くて乗れない」とは言っても、飛行機が落ちると思うことと実際に飛行機が落ちることとは違います。しかし、魔法使いなのですから、飛行機が落ちると思うと本当に落ちることになってしまうのです。これを「思考の全能」といいます。思ったことが、実際にその通りになってしまうようで怖くて仕方がないのです。誰も自分の悪口を言っているはずがないのに、みんなに嫌われているという思い込みがあたかも事実であるかのように信じ込んでいます。現実よりも、不安という自分が作り出した非現実的思い込みが優先されてしまっているのです。これが、非現実的な自己過信です。

「気づく」ことは「傷つく」こと

現実的に困っているのは、「心配」です。心配ごとは、具体的な言葉にして語ることができます。そして、誰かに具体的な形で相談をし、対策を考えることができます。無理なことは無理なことと納得することができます。しかし、非現実的な自己過信からくる空想的な不安（思い込み）は、自分自身でも具体的な言葉でまとめることができませんから、人に相談することもできません。漠然とした、空想的な、非現実的な思い込みであって、非現実的な自己過信、つまり、幼児的な万能感が温存されていることによって生じるのです。

解決の方法としては、この非現実的な自己過信、つまり、幼児的な万能感を現実的有能感へと成長させることが必要になってきます。

また、非現実的な自己過信は、全か無か、万能か無能か、全肯定か全否定かといった両極端な理解を形成します。ちょっとほめられると、すべてが認められたように舞い上がって喜びます。反対に、ちょっと注意を受けると、「おまえなんか死んでしまえ!」とでも言われたように落ち込んでしまいます。すべてが完璧にこなせる万能でなければ、何もできない(完璧な無能になってしまうのです。これらは、非現実的な思い込みであって、人にはできることとできないことがあるのです。完璧ではないが、ゼロでもありません。能力には限界があり、有限の能力を現実に受け止め、それでよしとすることが、現実的有能感なのです。

私たちがどれだけ働きかけたとしても、非現実的な自己過信の世界にとどまる彼らに直接触れることはできません。私たちが投げかけたものは、残念ながら彼らには届かないのです。ゴム風船の中に入った縫いぐるみを右から左に移動させることはできたとしても、縫いぐるみに触れてはいないのです。縫いぐるみに触れるためには、ゴム風船を割らなければいけません。

保健室登校や職場での不自然な配慮は、ゴム風船の中の縫いぐるみをゴム風船ごと移動させているだけで、何ら問題の解決にはなっていないのです。

非現実的な自己過信が現実にぶち当たり傷ついたときに、現実を否定して非現実的な自己過信を保証してあげれば、落ち込み・引きこもりから救い出してあげられます。ピーターパンに出てくるティンカーベルの金の粉をかけさえすれば、自由に宙を舞うことができるのです。しかし、この親切な援助は、覚醒剤中毒の禁断症状で痙攣を起こしているときに、覚醒剤を投与して痙攣を止めてあげることと同じなのです。本人から感謝されますが、現実を否定してしまっては、本人はますます非現実的な自己過信の世界にとどまってしまいます。引きこもりとは、現実から非現実的な自己過信に引きこもることなのです。

しかし、職場の上司がゴム風船をいきなり割ってしまうと、本人は突きつけられた現実を受け止めきれず、取り返しのつかない方向で事が進んでしまう可能性もあります。現実に「気づく」ことは「傷つく」ことでもあるのです。ここが難しいのです。ゴム風船がある間は、縫いぐるみには触れられません。といって、不用意にゴム風船を割ってしまうと、彼らは風船を割られたことに対して傷ついたと、訴えてきます。場合によっては、自殺に追いやることにもなりかねません。

Ⅲ　自我を高めるということ

1　成熟した「現実感」を持つ

二次元での優秀さ

現実適応とは、現実に対して現実的に判断して、現実的にかかわることです。それだけのことです。裏を返すと、職場に適応できない若い人たちは、現実の世界に対して、あるいは目の前の現実に対して、現実的にかかわれていないのです。現実的にかかわれていないとは、どのようなことかというと、自分の思いが絶対的に正しいことであるかのように思い込んでいるのです。自分の考えと現実との間に違いがあるということを、知らないのです。知らされてこなかったのかもしれません。

過剰適応の結果であるうつ病も、昨今の若者の不適応による抑うつ状態も、いずれも現実適応の障害といえます。両者に共通するのは、非現実的な自己過信です。自分一人で自分を追いつめ、脳を疲弊させてしまううつ病は、自己完結型であり、周囲を巻き込んで不適応である自分を守ろうとする自称うつ病は巻き込み型といえます。うつ病は、過剰に適応しすぎたために、適応を通り越し、脳が疲弊した状態（器質的障害）で、過剰適応から適応の領域に引き戻せばいいのです。しかし、適応にまだいたっていない若者のうつ状態は、適応できるように成長を促さなければなりません。とはいえ、前者においても、「自分のことは自分がいちばんよくわかっている」「自分の判断がすべて正しい」などといった勝手な思い込みで、他人の言葉に耳を傾けようとはせず、思い込みの強い、柔軟性に欠けた、紋切り型で視野の狭い頑固者がいます。現実適応に目を向けさせようにも、勝手に怒ってばかりでなかなかこちらの言うことを聴いてくれず、やっかいではあります。この自己過信から無理を重ねて山の中でガス欠を起こすうつ病も困りものですが、すべて手取り足取り指導しなければ事が進まない、一人で考えてと言ったとたんにうつ状態（気質的障害）になってしまう若者も困ったものです。とくに後者の場合、優秀といわれていた人に多いのです。

実は、それまでの優秀さは、二次元での優秀さでしかありません。意味を深めるという三次元での思考は欠如しているのです。過去、現在、将来をつなげて考えるという四次元での思考は存在しません。すべてが、机上の空論、二次元での思考です。

机上の空論という言葉も、最近の若い人には聞いたことがないという人が多いのですが、机の上にある教科書の内容を覚えて、机の上の答案用紙に答えを書いて、先生が机の上で点数をつけて、それですべて進んでいきます。私が子どものころは、机に向かって何かしていると、

「そんな机にばっかり向かっていて何になるんだ。外に行って遊んでこい」と言われました。今の子どもはそうではないのです。外で何かをする体験はほとんどありません。すべてが机の上で整理されて、机の上で点数がついて、それで優秀といわれて社会に出てきます。机の上ではなくて、実際にやってごらんというと、何もできないのです。

よく使うたとえ話ですが、サッカーが得意なスポーツ少年がいます。「君はどんなスポーツが得意だね」「サッカーです」「どんなふうにサッカーが得意だね」ときくと、サッカーの国際ルールをよどみなく答えます。「おお、そうか。国際ルールまで知っているんだったら、君はさぞサッカーが好きなんだね。じゃあ、ちょっとボールをけって見せてくれるかね」と言ってボールを出したら、親が飛んできて、「何させるんですか。うちの子がけがでもしたらどう責任を取ってくれるんですか」と言います。ボールは一度もけったことがないが、サッカーの国際ルールを知っている、サッカーが得意なスポーツ少年というのもおかしな話です。

今も昔も、子どもにとって大切なのは現実の体験なのです。

ゴムボールの弾力性

ストレスは、よくゴムボールにたとえられ、外と中の力のバランスが崩れると、ゆがみが生

図 9　Stress と Dynamics

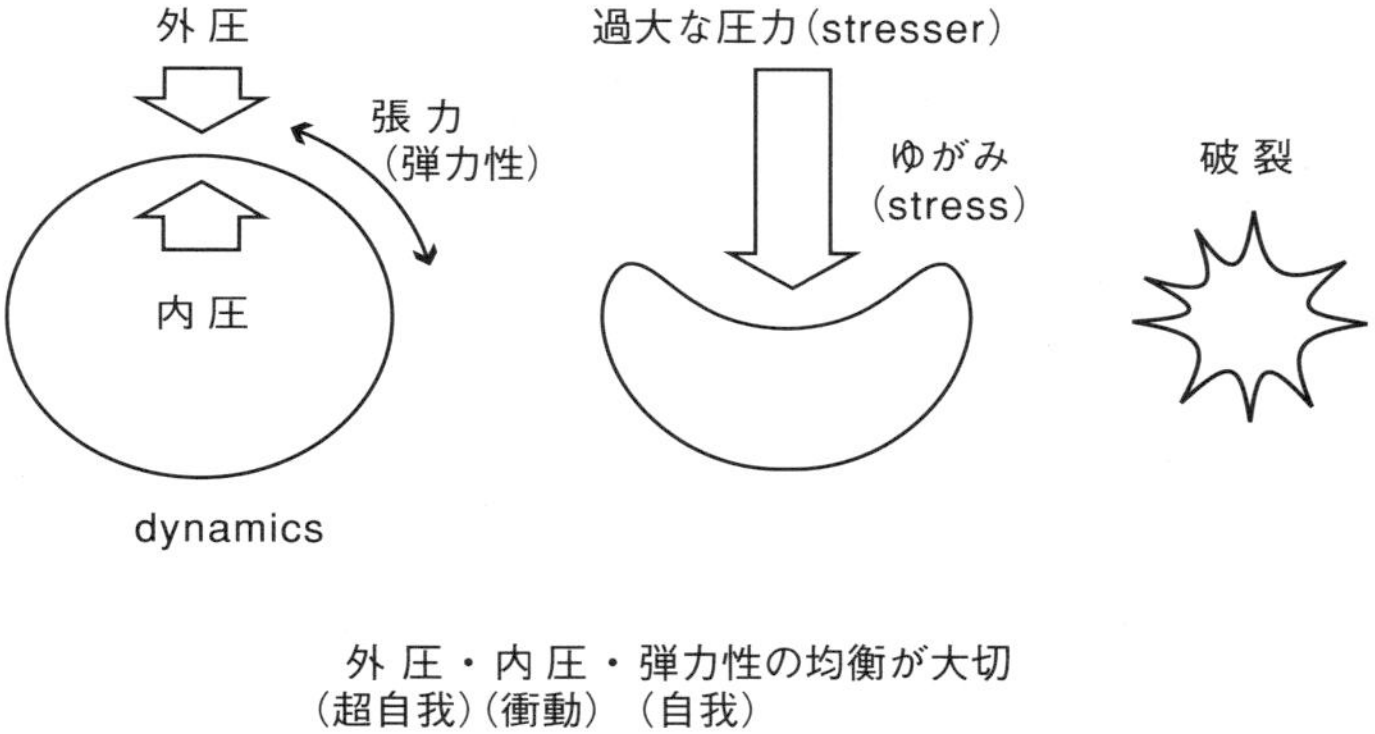

じ、ゆがみが大きくなると破裂するが、これがストレスだから気をつけなさい、と言われます。このため、「中と外の力を均等にすることが大切だ」、「最近の若者は、何かを言うとすぐにへこんでしまう。若い人たちに対して外圧を与えないように、職場が配慮して上司が気を遣わなければならない」という話が聞かれます。

しかし、外と中の圧力を均等にするのではなくて、大切なのはゴムの弾力性です。ゴムボールが破裂しないようにするためには、ゴムボールのゴムの力を強くすればいいのです。グラウンドで雨にさらされた硬いゴムボールが、手に持った瞬間に割れてしまうのは、ゴムが硬くなって弾力性（柔

図10　心の装置（Freud, S. 1933）

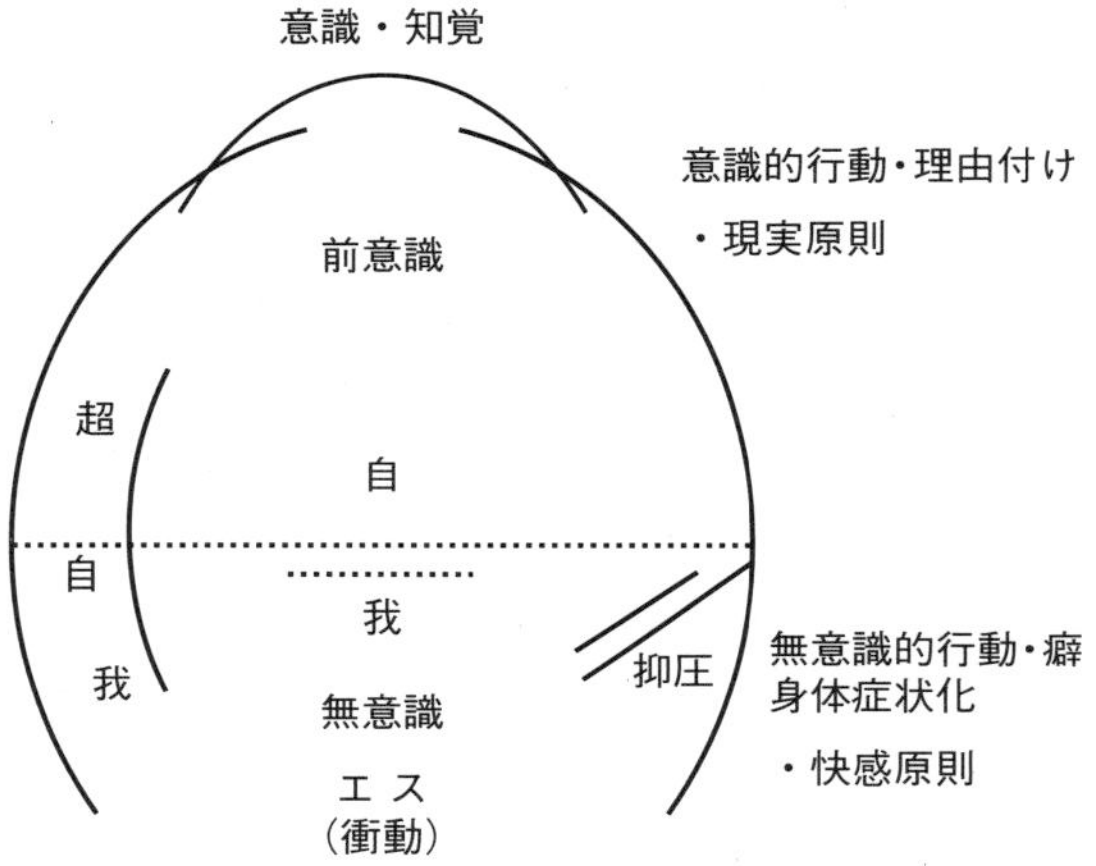

軟性）が失われてしまっているからです。ゴムが強ければ、どんなに力を加えて、ゆがんだとしても、元に戻ることができるのです。「ゆがまないようにしましょう」ではなくて、「ゴムの力を強くしてあげましょう」と言わなければいけないのです。これをしなければ、社会でやっていくことはできません。図9に示したように、ゴムボールが持つ弾力性とは、精神分析が示す自我の機能が高く保たれていることを意味します。

図10は、ジークムンド・フロイトが「続精神分析入門」で示した心の装置の模式図に手を加えたものです。ストレスを考えるときには、超自我と衝動（欲動）との間で生じる「情緒的葛藤」が自我機能によって

どのように処理され、意識的領域での現実適応が促されるのかを理解しなければなりません。精神分析的な「自我」「精神力動」の理解がなければ、情動ストレスを理解することは困難なように思われます。

現実的に有用な選択肢を多く身につける

現実適応においては、柔軟性が重要なのであって、根性論は禁物です。堅さは弱さやもろさにつながります。「がんばれ、がんばれ」と堅さを求めてはいけません。精神的な強さは、実はゴムボールのように柔軟性が高いことを示します。多くの選択肢を持つことが、柔軟性が高いことであり、適応を高めます。質問をするとすぐ答えが返ってくる人、「これはこうに決まっているだろう。こんなこともわからんのか」という人は、判断能力があるのではなくて、選択肢を一つしか持っていないのです。一つの選択肢しか持ち合わせていないので、頑固に歯を食いしばってがんばるのです。そして、その無理に周りが付き合わされるのです。「がんばる」とは、無理を押し通すときに使います。無理なことをがんばっても、苦労が苦労を生むだけです。がんばれば何とかなるという思いは、非現実的な思い上がりです。

われわれの能力は、無限ではなく有限（有能）なのですから、有限の能力の中で効率よく事をこなせるような努力をしなければなりません。楽して楽はできませんから、楽をするための努力は必要です。自分の欲求を満たすために、失敗を繰り返しながら、現実的に有用な選択肢を多く身につけることです。それが柔軟性を高め、適応を高め、人の賢さにつながるのです。賢い人間になるためには、まず、自分自身の思い（欲求）が大事です。年齢相応に現実的な分別を持って、自らの責任で我が儘になることが大切です。

そして、多くの選択肢という面を持つことで球になるのです。よく、年を取って角が取れて丸くなったといいます。角が取れれば人を傷つけることはなくなりますが、六面体の角が取れても六面体は六面体です。サッカーボールのように、面が増えれば増えるほど球に近づくのです。人が成長して丸くなるというのは、角が取れることではなくて、面が増えることです。選択肢が増えることによって、柔軟性が高くなり、球に近いパーソナリティーになっていき、いろいろな状況でも、ころころ、ころころと、対応できるようになるのです。四角四面で「角が取れただけ」というのでは、いけないのです。面を多く持つこと、がんばらなくても目的が達成されるように工夫できる力を持つこと、そのためには、多くの選択肢を持たなければいけません。それによって、さまざまな工夫が生まれてきます。紋切り型ではなくて、賢く柔軟に生きましょう。思いを満たすために考えることが大事であって、今の若い人たちのように、自分の思いを押し殺して、人に言われたとおりにだけ行動するということは、決して賢いことではないのです。

テニスボールの弾力性が保たれている状態とは、自我心理学（精神分析学）でいう自我の機能が十分に働いている状態です。成熟した「現実感」を有していることです。

2　情動ストレスを正しく理解する

期待が満たされなかったときの怒り

ストレスに気をつけなさいと言われても、何に気をつければよいのか困ってしまいます。いったいストレスとは何を意味するのでしょうか。内科で内分泌疾患を専門とする医師は、「糖尿病だから気をつけなさい」とは言いません。現在は、糖尿病ではなく耐糖能（糖代謝）異常といい、「血糖が高いので……その原因は……」と具体的に血糖値が高い原因についての説明をして、治療を進めていくのです。同じように、サイコセラピーで情動ストレスを扱う立場からすると、「ストレスに気をつけなさい」とは言わないのです。

目の前で火の手が上がり、この火を消さなければならないが、どうすればいいのだろうか？多くの人が「水をかける」と答えると思います。しかし、燃えていたのは天ぷらを料理している台所でコンロにかけてある鍋の中の油だとすると、水をかけては逆効果です。油が飛び散って、かえって燃え広がってしまいます。厚手の布でふたをして酸素をなくし二酸化炭素を充満させれば火は消えますが、布が燃えるのではないかと怖くてできないものです。これと同じように、当たり前のようによかれと思ってしたことが、逆効果でかえって取り返しがつかなくなることがあります。専門的な対応は素人では無理なのです。たとえはかわりますが、風邪を引いたかと思って病院に行くと、「ヒューヒュー言っているのは、風邪ではなく喘息だよ。アレルギーだからアレルギーに気をつけなさい！」と言われて帰ってきます。アレルギーに気をつけろと言われても何に気をつければいいのでしょうか。アレルギーが専門の医師ならば、当然、アレルギー反応を引き起こす原因となるアレルゲンを特定して、その排除を指導します。

同じように、「ストレス」という言葉で片付けられてしまっては、わかったようで、実はどう対応していいのかわかりません。下手をすると、まったく逆の対応をしてしまうということも少なくはないのです。では、ストレスを具体的に理解するとはどういうことなのでしょうか。ストレスから生じるものには、身体的不調、情緒的不調、行動面での不調、社会的不調などがありますが、そこに共通するのが、先に示した、非現実的自己過信です。人は期待が満たされないと怒りを感じます。期待が大きければ大きいほど、その期待が満たされなかったときの怒りも大きいのです。なぜ、大きな期待を抱くのでしょうか。そこに非現実的自己過信があるからです。非現実的な期待は現実に満たされることはありません。過大な非現実的期待が、現実の中で満たされなかったときに、過大な怒りが生じます。

非現実的な過剰な怒りに気づく

先に、非現実的な自己過信の内容として思考の全能があると記しましたが、過大な怒りを抱いたときに、その怒りが現実のものになってしまう恐怖が生じてしまいます。「私を認めない上司など、車にひかれて死んでしまえばいいのだ」と思った瞬間、それが現実に起こってしまう恐怖が生じるのです。次の瞬間、上司を殺す殺人犯になってしまうのです。この恐怖から、身を守らなければならなくなります。そこで、まったく感情がないかのように自分の気持ちを押し殺すことになります。心に抱いた怒りを打ち消すかのように、強迫行為が生じてくるのです。シフネオス（P.E.Sifneos）が、心身症の患者がまったく感情がないかのように見える状態をアレキシサイミア（alexithymia）と提唱しましたが、これは、感情がないのではなく、逆に、莫大な怒りを持っているがゆえに、まったく何も感じていないように心を閉ざしているのです。過食症の患者も本人は自覚していませんが、過食するときは決まって怒っているときです。パニック障害の患者も、サイコセラピーによって自覚されない怒りの存在に気づくと症状が治まってきます。

夫に浮気をされたある妻が、「夫が浮気をしたのは妻として私が至らなかったせいで、悪いのは私です」と、夫をまったく責めもしていないが、夫の衣類が汚いと触れなくなり、洗濯機を別に買い、二重のゴム手袋をして夫の衣類を洗濯しなければならなくなります。不潔恐怖症といってしまえば、それで終わりですが、夫の衣類が汚いのではなく、浮気をした夫が「汚れている」と許せないのです。二重のゴム手袋をしているにもかかわらず、洗濯の後、手についた汚れを落とさなければと、二時間も手を洗い続けます。そこには、浮気をした夫を許せず殺してやりたいという怒りがあるのです。その怒りを認めると、実際に夫を殺してしまうような気がして、怖くて、その思いをぬぐい去ろうとして、手を洗っているのです。確かに、手を洗っている間は、夫の首を絞めることはないのですから。

実際には、「浮気をするなんて許せない！」と現実的に怒ればすむことなのです。浮気をした夫を憎んだからといって、夫をのろい殺すことにはならないのですが、非現実的な自己過信があるがゆえに、夫の浮気に自分も悪かったと非現実的で過剰な責任感をもち、それが罪悪感になります。そして、思考の全能から、自分の怒りがとんでもないことにつながってしまうように思えて、怒りの存在そのものを無意識の世界へ追いやろうとします。しかし、心を押し殺しても、心が失われるわけではなく、無意識に追いやられた思いが、無意識的な行動（強迫行動）につながってしまうのです。

妻は、サイコセラピーで実はあなたは怒っているのだということ、しかしながら怒れない問題があること、怒って当然だということ、怒っても恐れるような、すべてが破滅してしまうような、結果にはならないということを指摘し、強迫行為は軽減していきました。このように、サイコセラピーの目の付けどころは、非現実的な自己過信とそこからくる完璧な自己（万能性）が満たされないことへの非現実的な過剰な怒りなのです。それがときとして、「傷つき」として自覚されるものなのです。非現実的な自己過信を保証することで、「傷つき」が一時的に癒されるかもしれません。しかし、治療面で考えれば、これは逆効果です。

3　ゴム風船を割って現実の社会とつながる

自分の思いを満たすために考える

「何がしたいの?」「何を考えているの?」「あなたは自分自身のことをどのように考えている?」「五年後、十年後の人生設計はどのように思っているかね」「何の思いがあって、今この仕事に君は取り組んでいるのだね」「自分がしたこの仕事の結果がどのようなことにつながっていくと、あなたは感じているんだね」「君の仕事の中での君の生きがいは何だね」ということを、できるだけ若い人たちに問いかけていかなくてはなりません。仕事についての直接的な指示を与えたり、答えを与えたりするのではなく、「あなたはこの仕事に対して、どのように考えるのか、どのように取り組むのか」、あるいは「君は自分の生活のことをどのように考えているのか。人生をどのように望んでいるのか」ということを、常に若い人たちに問いかけていただきたいのです。すぐに答えはでませんが、そのようなことを考えることが、人生の工夫を生み、賢く柔軟に生きることにつながるのです。答えを求めることではなくて、自分の思いを満たすために考えることが、そこになければいけないのです。人としての思い、生きることへの思い、仕事をこなすことへの思いがあるはずです。生きがいは、上司や職場が与えるものではなくて、自らが見いだして、高めていくものです。そのために考えることが必要です。それが仕事を賢くこなすということなのです。

年齢相応に、現実的に、主体性を持ち、自己責任で、我が儘（我がある儘）に物事にかかわり、こなせるようになっていくことが大切なのです。

上手に人に頼り、上手に甘える

わかり切ったことですが、人は一人では生きていけません。万能ではないのですから。誰かに頼らなければいられません。現実的に人に甘えることが重要です。つまり、自己責任に基づく他者依存です。未熟な人ほど、できないにもかかわらず、人には頼りません。人に頼らなくても自分ができると思い込んでいるのは、非現実的な自己過信なのです。自分の能力に限界があることをわかっている人、つまり、現実的有能感を持っている成熟した人、あるいは自立した人というのは、他者に上手に依存することができます。他者依存ができる人が自立した人なのです。「人に頼るな、甘えるな！　自分の力で何とかしろ！」というのは、非現実的な自己過信から出てくる言葉です。上手に人に頼り、上手に甘えることができるのは、自立している人です。自立していない人は、人に頼ることができません。頼ることを拒むのです。自ら頼ることを拒んでおきながら、問題が生じると、結局、周りがなんとかしてくれます。周りの責任で、周りが頼らせてくれるのを待っているというのは、非常に未熟で自立していない幼児的な行動です。

子どもが親に気を遣ういい子を演じていると、親が子どもに代わって問題を解決してくれます。子どもが親の責任の肩代わりをして、親が子どもの責任の肩代わりをします。実際に子どもに親の責任の肩代わりができるわけではありませんが、この不自然な関係が、非現実的な自己過信を温存させ、現実的有能感の獲得という成長を阻んでしまいます。自己責任で甘えることは大切ですが、他者の責任で甘やかされることは、決して好ましくはありません。

ゴム風船を割るのは利害関係のない人に

ゴム風船の中がどんなに居心地がよいといっても、いつまでもそこで生きていくわけにはいきません。いつかは、ゴム風船を割らなければいけませんが、その役は、直接利害関係のない人に任せたほうがいいでしょう。問題が起きているのが職場ならば、カウンセラーがその役割を果たすことになります。しかし、ときとして、会社の上司や家族といった周囲の人が裏切ることがあります。カウンセラーが現実的な視点で「悪いけれども、それでは仕事にならないでしょ。世の中そんなに甘いものじゃないよね」と言うと、「でも上司は、これでいいと言ってくれているのです」と、返ってきます。上司にそのように言われてしまうと、カウンセラーが本人に気づかせようと思っても、気がつくことができません。あるいは、家族が、「悪いのはあなたではなく、会社よ」と言ってしまった日には、すべておしまいです。

職場や家庭でみんなが、「世の中そんなもんじゃないぞ」と言う必要はありませんが、カウンセラーが現実を示そうとしたときに、「確かに、それに近いようなことを家族にも言われました」、あるいは「先週、先生に言われたことを、職場の上司にちょっと話してみたのです。そうしたら上司も似たようなことを、やはり言っていました」となればいいのです。「いや、うちの会社は大丈夫ですよ。上司も僕のことを買ってくれていますから。『君はそのままでいいよ、無理しなくても』と、いつも言ってくれているのです」という話になったのでは、ゴム風船を割ろうにも割ることができないのです。

ゴム風船に針を刺しても割れないというマジックがありますが、ゴム風船にテープを貼っておけばいいのです。テープを貼ったところに針を刺しても、ゴム風船は割れません。職場や家庭で「いたわり」というテープを貼ってしまわれると、私がどんなに針を刺しても、ゴム風船は割れないのです。割れない限りは、本人はゴム風船の中から外に出てきません。現実の世界に出ていない人に対して、どのような働きかけをしても、現実的な接点は存在しません。

非現実的な自己過信を崩し、現実的な自己を築き上げるためには、誰かがゴム風船を割らなければいけません。いたわりというテープを貼りゴム風船が割れないようにすることは、本人のためにはなりません。「これ以上はテープを貼り続けられません」と言って相談されたとしても、今までこんなにテープを貼っておきながら、途中で投げ出すくらいなら最初からテープを貼らないでいただきたいと思うのです。

「いたわり」のテープは貼り続けなくてはならなくなる

ある若者が職場でうまくやれなくなり、やれなくなったのは仕事が合わないからだと言ったら、配置転換されました。配置転換した先では、仕事が合っているからうまくいったわけではありません。本人は自分の欲求が会社に受け入れられたということで、安心して元気になったのです。非現実的な自己過信が満たされたのです。でも、そのようなマジックはいつまでも続きません。非現実的な自己過信から現実の仕事にうまく対処できないという問題は解決していませんから。

仕事が現実的にできていないということを指摘したうえで、本人が現実的に仕事をこなせるように指導していくのならいいのですが、「君は一所懸命やってくれているから」と、本人が仕事をこなせていないという現実は誰も本人に指摘しないで、本人の言うとおり配置転換だけをして、本人の言うことを聞いていくと、その若者は何かあっても、いつでも職場は自分の言うことを聞いてくれるのだと思ってしまい、非現実的な自己過信がますます保証されてしまうのです。

配置転換した先で、彼がまたやれなくなったときに、今度は「上司が合わない」と言いだし、職場は上司を替えました。上司に問題があるわけではなくて、若者に問題があるのですが、彼は移しようがありません。上司は優秀な人なので、上司を動かす分にはどこからも文句はきません。それで上司を動かしました。そうしたら彼は、「僕がちょっと人事に訴えれば、上司の一人や二人、簡単に動かせるんだぞ」と思ってしまったのです。そうなると、非現実的な自己過信が、あたかも現実にあり得るような思いを本人に植え込んでしまうことになります。ゴム風船の外で彼にしたことが、ゴム風船を通して屈折して彼のもとに届いてしまうわけです。ゴム風船がある以上は、外でどんなことがあっても、非現実的な自己過信という形で本人に伝わってしまいます。

すると、彼はどんどん要求をしてくるわけです。仕事が思いどおりにいかないと、「これはだれだれのせいだ」「上司を替えろ」「配置転換をしろ」などと、一度認めたら、何度でも聞き続けなければいけなくなります。「これ以上無理ですよ」と言われても、「何を言うんですか、今までやってきたんですから、今さらできないとは言えないでしょう」となるわけです。「一回だけ」「もう一回だけ」「これで本当に最後だから……」と言っても、〇と一は違っていても、一も百も同じなのです。

時代や世の中のせいにしておさめる

私が意地悪で「いや、それじゃ無理じゃないの？　普通、ほかの会社だったら、そんなこと言っているとクビだけどね。わかっている？」「そんなことではやっていけないよ、世の中。そんなこと言っていたら社会的信用は得られないよ」と言うと、「まあまあ先生、うちの会社はそんなに厳しくないですから。でも、それに近いことは、ありますけれどね」と上司が言います。会社が今までしてきた非現実的な不自然な配慮を、いきなり否定して覆すことは難しいと思います。しかし、外から入ってきた人間は、「ここの状況は知らないけれども、世間ではこういうものなんだよ」ということを、ぽーんと突きつけることができます。「いやいや、うちはそこまでは。でも、時代の流れからいくと、やむを得ないですよね」ということで、職場のせいにもしないで、誰かのせいにもしないで、もちろん本人のせいにもしないで、時代や世間のせいにして事を解決していくというのが、いちばん望ましい落としどころだと思います。

職場や家庭、周囲の人たちがそれまでにやってきたことを否定する必要はありません。本人にとってよかれと思ってやってきたことなのですから。また、困っている本人を否定してもいけません。問題は、親も教師も職場の上司も、誰もがこのことに対して専門家ではなかったということです。ですから、時代や世の中のせいにしておくのがいちばん無難です。「誰が悪いわけでも誰のせいでもない、世の中というものはそういうものだ」と、しておきましょう。

Ⅳ　職場でのメンタルヘルス

1　自殺予防

うつ病は自己申告では発見できない

気をつけなければならないのが、うつ病による自殺です。長年にわたり職場でのうつ病対策が叫ばれていますが、なかなか状況は改善しません。職場には、うつ病のサインを記したパンフレットが配布され、うつ病チェック表なるもので自己診断をとも言われています。しかし、自殺者は後を絶ちません。

うつ病は、病気であり、病気は重いほど自覚症状に乏しいものです。お酒の飲み過ぎで胃が気持ち悪い、胃潰瘍で胃が痛むというのとは異なり、胃癌の場合、早期の段階ではほとんど自覚症状はありません。健康診断の胃透視（バリウム）検査・胃内視鏡検査で偶然見つかって命拾いをしたが、本人は、まったく気がつかなかった、ということも少なくありません。本人の自覚症状はありませんが、周囲は何となく、本人の顔色が悪い、頬が少しやせこけた……と異常に気がついていたりします。周囲が検査を勧めても、本人が否定して受診しないということは少なくありません。

癌チェック表で、癌かどうか自己診断するという話は耳にしません。自覚症状が出た段階では、癌は進んでいます。癌チェック表よりもバリウムや胃カメラでの検査を受けるほうが確実です。

うつ病も同じで、本人の自覚は乏しい（病識欠如）のです。うつ病の人は、罪業妄想に支配され、「すべては自分の責任。自分が生きているから、悪いことが起こる」と思い込んでいて、この誤った罪悪感・責任感から自分を責め、苦しんでいます。この苦しみを病感（病気から抱く感情）といいます。うつ病は、病識欠如、病感ありです。そして、この妄想としての罪悪感・責任感から、罪を償うために自らを殺してしまいます。

ですから、うつ病を本人の自己申告で発見しようというのは、きわめて難しいことです。また、職場で部下が胃癌にならないように上司が対策をとるということが無理なように、うつ病を上司の責任にするのも不自然なことです。暴飲暴食、喫煙習慣、不規則な生活環境を整える指導を職場でするように、非現実的な自己過信を保証するような職場環境を是正する取り組みが職場での対応となるのであって、専門家でもない上司に職場でうつ病の診断と治療をしろというのは無理な話です。

「あいつ、最近ミスが多くなったなあ」とか、「少しやせてきたのではないか」とか、「みけんにしわが寄ってきた」、あるいは「怒りやすくなってきた」「言い方がちょっと厳しくなってきた」「最近イライラしているな」というような形で、周囲の人が疲れているのではないかと感じられたときは、うつ病が隠れている可能性があります。

投映法心理検査

うつ病チェック表やストレスチェック表というのは、自己記入式質問紙法といい、いわゆる問診票です。問診票で医師が診断を下すことはありません。参考にはしますが、その後検査をします。画像診断といってレントゲンで映し出された体の中を見るのです。これと同じように、投映法心理検査というものがあります。自覚していることを答える問診票ではなく、本人が自覚できていない心理的状態を映し出す検査です。これには、簡便なものからきわめて複雑なものまで種々あります。当然のことながら、訓練を受けた専門家でなければ、行えません。不用意に行うことは、危険です。検査を行う臨床心理士や医師が十二分に訓練を受けていないと、結果にばらつきや誤差が生じてしまいます。しかし、胸のレントゲン写真にしろ、ＣＴスキャンやＭＲＩといった画像診断にしろ、医師がその専門家としての目で直接読影するのです。これと同じことです。職場の健診で、胸部レントゲン撮影やバリウム検査をするように、バウムテスト（Baum test）をする方法があります。エミール・ユッカー（Emil Jucker）が提唱し、コッホ（Charles Koch）が考案した投映法人格検査で、人格の発達を樹木の発育に見立てて解釈する人格検査です。ここでは詳細は示すことはできませんが、紙に木の絵を描く検査です。木の絵を描くだけなので、いたって簡単で短時間に行えます。職場の健康診断で数分あれば可能です。結果の判定も、慣れていれば集団検診での胸部間接撮影のフィルムを診るように、スクリーニング（一次検査）として数をこなすことができます。

以前、ある会社でのメンタルヘルス研修として三十七名のバウムテストを行ったことがあります。五名に気になる所見が見受けられました。そのうち、一名はうつ病でその半年後に自殺、一名はやはりうつ病で入院治療の後職場復帰、他の三名はその後三年の間に（精神科的）体調不良で退職となりました。

職場での定期健康診断で胸部レントゲン撮影やバリウム検査、心電図検査が行われ、内科医師が診察を行うように、うつ病対策には、バウムテストなどの投映法検査や精神科医師の直接的な診察が必要です。企業でのメンタルヘルス対策として、従業員にバウムテストを施行し、その結果を直接個人に面接で返却し、精神医学的あるいは臨床心理学的健康指導を行い、同時に、個人が特定されない形で全体の傾向を企業に報告するといった取り組みがなされるべきでしょう。

2　不適応事例の対処法

現実適応と不適応を考える

職場でのメンタルヘルスというと、温かい心で和気藹々とした職場の雰囲気を作る、職場に出てこられなくなった人を温かい気持ちで見守る……というような印象を受けますが、私はそうは考えません。私の考える職場でのメンタルヘルスとは、職場という現実に対してどのように適応をするかを考えること。現実適応と不適応を考えることです。現実に適応できていれば健康であり、適応できなくなった、あるいは、適応できていない状態が、不適応、つまり、不健康な状態なのです。医学的な疾病が背景にある場合や心因性・反応性の要因が背景にある場合、その両者が関与している場合があります。先に述べたように、医学的視点と臨床心理学的視点の両視点からの対応が必要になってきます。決して、その場の感情によって判断するものではありません。長期的な視点に立って、責任を持って対応しなければなりません。

根拠がない対応はしないこと。感情に流された安易な対応ではなく、精神医学的視点と臨床心理学的視点からの根拠のある対応をしていただきたいのです。素人判断ではなく、専門的な根拠を持って、精神医学的視点および臨床心理学的視点の両面からというところが重要です。

「情けは人のためならず」という言葉があります。本来情けを他人にかけることは巡り巡ってわが身に返ってくることなので、惜しみなく情けはかけなさいということですが、最近の若い人たちは、情けは人のためにならないからかけないほうがいいといいます。言葉の理解としては間違っていますが、そういわれると確かにそうかもしれません。適切な情けであれば、自分に対しても、孫子の代に対しても、人にかけた情けは良い形で巡り巡って戻ってくるのですからよいのですが、不適切な誤った形で情けをかけてしまったとしたら、どうでしょう。こちらが良かれと思っても、相手にしてみればかえって迷惑、逆に恨みを買うことにもなりかねません。恩をあだで返されるという言葉もありますが、このような場合の恩は、こちらが良かれと思っただけで、本人にしてみれば適切な対応をされたわけではないのでしょう。

ですから、不用意に情けをかけるということはしないほうがいいのです。情けをかける場合には、適切に(専門的)責任を負っていただかなければいけません。

不自然な配慮は相手をだめにする

現実をゆがめた対応をしないこと。非現実的な自己過信からくる本人の不自然な言動を肯定しないこと。本人の非現実的な自己過信で言うことを聞いてはいけません。不思議がって、現実を示すということをしてください。不用意な配慮、根拠がないことは一切してはいけません。

裸の王様が、街中を凱旋して城に帰ってきたところで、「王様は裸だ！」と言われたとしたら、すべての国民からの信頼を失ってしまいます。城を出てすぐに「王様は裸だ！」と言われ、城に逃げ戻れば、その姿が国民に広まることもないでしょう。

今の若い人は小さいときは非常に優秀に育ってきていますし、周囲から配慮を受けて育ってきています。しかし、その姿は、まさしく裸の王様状態です。ですから、下手な配慮をするのは、実は相手をだめにするということです。もちろん、何らかの障害があり配慮を必要とせざるを得ない事例がないわけではありません。決して配慮そのものがいけないわけではないのです。事に応じた適切な、つまり、現実的な配慮は必要です。ここで問題となるのは、不自然な現実離れした配慮のことです。

不自然な配慮を受けることは、社会的信用を失う結果になるのだということを本人に示すことです。配慮を受けることの責任を負えるのであれば、配慮される側がしっかりと負わなければなりません。本人が考えるべきことを周りが代わりに考えてあげる、本人が負うべき責任を肩代わりしてあげる、これは、現実的配慮とは言えません。身体的・精神的障害を負っている人たちは、「障害」という形で配慮を受けなければならない責任をしっかりと自覚しています。しかし、不適応からくるうつ状態に関しては、本人が負えるはずの責任を他者が代わりに負ってしまっているのです。配慮は相手をだめにします。配慮を受けるということを喜ばしいことのように思ってはいけません。自分が大事に思われているから配慮されるのだと思いがちですが、要は大事に思われているかどうかではなく、配慮されることがいいことではなくて、配慮がなくてもやっていけるようにすることが大事なことなのです。

配慮を受けることは、その分評価を下げることになるのです。「来たり来なかったりを繰り返していることのほうが、君は社会的信用を失うのだよ。きちんと休んでくれたほうが、君の信用は失わずに済むのだ。君が大丈夫と言いながらも結局は無断欠勤を繰り返すようだと、周りはどんどん君のことを信用しなくなってしまう。またかと思うよ。おおかみ少年ではないけれどもね。そうすると、本当に君がよくなって職場に戻ってきたときに、もう君は職場で受け入れられなくなる。だったら、今はしっかり休んで適切な治療を受け、よくなって職場に戻って来てくれることが、君自身のためでもあるよ」ということです。「大丈夫、そのためにちゃんと休業の保障はされているから」と、休業に対する説明をしっかりとしてください。

中途半端なことのほうが信用をなくします。「がんばって、わたしは会社に来ているのです。この努力を認めてください」ではなく、休むときはきちんと休むという社会的な判断が大事なのだ、それが社会人なのだ、それができることに対して、むしろ職場は君の現実的判断能力を高く評価するのだ、ということを伝えていただくことです。

優しい態度で社会の厳しさを示す

不適応事例の社会性の欠如に対しては、現実をゆがめずに正しく示していくことであり、社会がどのようなものかを示すことです。上司が厳しいのではなくて、社会というのはそういうものだということを示すことです。不自然な、根拠のない特別扱いはしないこと。配慮は必要であったとしても、どのような配慮が必要なのかを本人の責任で述べさせ、それを周囲（会社）が現実をゆがめない可能な範囲で受け入れていくことです。本人の責任を肩代わりしないこと。仕事が適切にできないのであれば、休職・治療に専念させること。ただし、優しい態度で社会の厳しさを示すこと。現実の厳しさを厳しい態度で示すのではなく、優しい態度で示すことです。言っていることは当然であったとしても、示し方が厳しいと、相手から反感を買うことがあります。優しく、「いやあ、大変だね。でも世の中そんなものなんだよ。ごめんね」と言えばいいのです。

abuseという言葉があります。虐待とか乱用と訳されます。abは離れた、useは使う、つまり本来の使い方から離れた使い方をすると、虐待であったり乱用であったりするということです。理屈は正しくても、その伝え方が不適切、非現実的であっては何にもなりません。理屈よりも理屈の伝え方が重要なのです。

「大丈夫か」と言って、笑顔で優しく声をかけてくれる上司。しかし、厳しさはきちんと示してくれるかどうか。優しいということは弱いということではなくて、強さがなければ優しくなれません。最近は、優しさイコール弱さで、優しさの裏づけとしての強さがありません。友だちのような親子、友だちのような上司と部下であってはいけないのです。

現実の厳しさに耐える強さが大事であって、それが現実の世の中というものだということを、先々を見通したうえで、相手に教えることが大事なことです。「お父さんの責任で何でも好きにしていいよという三歳、四歳の子どもではないのだ。自分の自由にしたいのだったら、責任を取れるだけのポジションにつきなさい。そうでないのだったら、責任を持っている人の指示に従いなさい」ということです。人の責任で、でも自分の好きにしたいというのは無理なことです。自分自身の判断でその責任を負って……となると、とたんにつぶれてしまうのです。現実的に判断や責任が果たせない、仕事が適切にできないのであれば、まず何よりも治療を優先し、会社を休むこと。それを優しく伝えていただきたいのです。最初にも述べましたが、この場合の治療とは、精神科的治療と臨床心理的治療の両者の視点から適切になされなければなりません。

以前の部署に戻しても

三十歳を過ぎて職場不適応になった事例で、多く見られるのが「この仕事が合わなかったのであって、以前（二十歳代）の仕事がしっかりとやれていたので、以前の職場に戻してほしい」という意見です。しかし、先の仕事の質で述べたように、二十歳代と三十歳代では、仕事の質が違うのです。通常は、仕事の質を変える際に区切りとして、配置転換という形をとることが多いのです。決して、配置転換によって体調を崩したのではなく、仕事の質が変わったことについて行けなかったのです。以前の職場に戻しても、そこで同じような三十歳の判断を求めたのであれば、結果は同じです。配置転換をしないで、同じ職場であったとしても、三十歳代になり仕事の質が変われば不適応になるのです。戻すとすれば、職場ではなく仕事の質でなければならないでしょう。判断を求めず、作業に従事させるのであれば、どの職場でもいいのです。

もちろん、人には得意・不得意がありますから、まったく領域違いの仕事に配置転換されたのでは戸惑うのも致し方ありません。理系の研究開発職の人にいきなり経理で簿記をしろというのは無理だと思いますが、そのような無茶な配置転換は考えられません。通常は、同じ領域の中での異動であり、仕事の質の変化です。

また、「仕事の量が増えたのがストレスで」ということも聞きますが、これもやはり、量の問題ではなく、質の問題です。たとえ仕事の量が増えたとしても、考えて仕事を整理し、こなすことが要求されます。いつまでも単純な作業では務まらないのです。問題は、仕事の量の変化ではなく、質の変化についていけるかどうかです。

情は表に出してはいけない

望ましい対応としては、決して本人を責めてはいけません。感情的にかかわらず、事務的に接することが大事です。上司というのは、部下と情緒的に交わる立場ではありません。専門家の治療も、感情で行われるものではありません。情を捨てて、機械的に、社会のルールにのっとってかかわるべきです。現実が厳しいことを伝えるのは、決して感情的ないじめではありません。現実は厳しいものなのであり、仕方がないのです。人の能力は、無限な万能ではなく、有限なのです。これは現実であって、仕方のないことです。

ただ、事務的にかかわるときに、その人に思いやりがあるか、思いやりが薄いかによって、同じことをしても相手に対する伝わり方は違います。ですから、情がまったく必要ないといっているわけではないです。相手に対する思いやりはとても大事なものなのですが、それは個人的なもので、上司の立場で部下とかかわるときには、それを心の奥底に控えさせておかないといけないということです。情緒的なものは、決して表に出さないほうがいいのです。いざ問題になったときに、情緒的なものは何ら根拠がないこととして扱われます。情緒的判断は、何ら公的根拠がありません。情を持つことは大切なことですが、情で判断を狂わせては困ります。また、相手が感情的に責められていると受け止めてしまうことがあっては困ります。

医師はよく、家族の診断、治療はできないといわれます。情が入ってしまいますから。心理的なことに関しても、心理的なことだからこそ、情を持たずにかかわっていくことが大事です。あくまでも現実的に、本人の責任能力を正当に評価して、本人に社会的責任を負わせ、安易な対応はしないことです。

また、上司として部下の問題を抱え込まないこと。上司は、これらのことにおいて専門家ではないからです。そして、職場は治療の場ではないのです。何とか自分の力でと部下を抱え込むのは、上司の非現実的な自己過信です。危険なのは、部下が非現実的な自己過信から自殺をした後、それを一人で何とかしようと抱え込んでいた非現実的な自己過信を持つ上司が、後追い自殺をすることです。

3　休職と復職

専門家へつないで休職を

学校で保健室登校をすることや、スクールカウンセラーが学校の中でカウンセリング面接をすることに、私は個人的には反対をしています。なぜでしょうか。学校は教育の場であって、治療の場ではないからです。職場はどうかというと、職場は仕事をする場所であって、治療をする場所ではないのです。会社でリハビリされては困るわけです。リハビリが終わって、仕事ができるようになったら職場に出てきてくれということです。「仕事はまだできないけれども、休みが長くなったから、会社にとりあえず出てきて、ぼちぼちリハビリやっていってよ」という話にはならないのです。おまけに、会社に産業医まで連れてきて、健康管理室に一日中寝ていて、「先生を呼んできてあげたから、ここで治療を受けていけばいいよ。そうすれば出勤扱いにしてあげるから、ボーナスの査定にもひびかないしね。もちろん仕事をしない分、あなたは失敗もないのだから、失敗がない分だけ評価は下がらないから、優秀だよね」という話になってしまったら、これはとんでもないことです。しかし、似たようなことが、職場のあちらこちらで行われているのです。

リハビリ出勤といっても、他の疾患と違って、配慮をして一か月、二か月で物事が解決してよくなるものではないのです。根本的問題は何も解決していないまま復職したのでは、一度配慮をしたら、退職までその配慮をし続けなければいけません。年々配慮の量は増やしていかなければいけないのです。

雨が降って、びしょぬれになった人に対して、雨宿りをさせてあげると、いつの間にか雨がやんで晴れ、服も乾きました。「だから、もういいね」と言っても、何の問題の解決にもなっていないのです。なぜかというと、その人が問題として抱えていたのは、雨にぬれたことではなく、雨が降っているにもかかわらず、傘を差していなかったことなのです。なぜこの梅雨時に傘を持ってこなかったのか。あるいは傘を持ってこなかったとしても、雨が降ったらコンビニエンスストアにでも寄ってビニール傘を買えばいいのに、なぜそのようなことをしなかったのかということです。ぬれたことが問題であるように見えていると、雨宿りをさせてあげて、服を乾かして、雨もやんだからいいねと帰してあげればそれで済んだように思いますが、彼は次に雨が降ったときに、また同じように雨にぬれて、同じことを繰り返します。二度、三度雨にぬれていると、いずれは肺炎を起こし大事になってしまいます。

大切なことは、「みんなは傘を差しているのに、なぜ君は傘を差していないのだ。今は雨がやんでいるからいいけれども、今度雨が降ったときには、どうするんだ」ということです。現実不適応からくる抑うつで休んでいる人たちは、何となく休んで、何となく戻ってきて、何となくまた調子を崩して休んでということを繰り返しています。繰り返しながらも、そのことに対して配慮がなされて、その配慮も本人に対して責任を負わせずに、職場が責任を負っているとなると、いつまでたっても根本的解決には至りません。その場しのぎで対応していますが、あと十年もたったらとんでもないことになるというのは、目に見えています。

繰り返しになりますが、不登校の問題と同じです。学校に行けない子の、なぜ行けないかという問題を解決しないで、保健室登校や家庭訪問をして出席扱いにしていても意味がありません。このような対応では、何ら問題が解決されていないので、いつまでたっても社会性が身につきません。学校と同じように職場が配慮すれば出てこられるといっても、配慮に配慮を重ねて、そのような人たちを受け入れていけるかというと、疑問を抱かざるを得ません。職場で抱え込む問題ではなくて、医療機関、ないしは臨床心理的な機関につなぐことが大事なのです。

明確な理由がなければ配慮をしない

復職については、不適応に至った理由を明確に本人に示させることが重要です。何となく休んで、何となく戻るということは、絶対によくないことです。

骨折をしてギプスを巻いたとします。「骨はついたけれども、ギプスを巻いていたから関節が硬くなっているので、マッサージで関節を軟らかくして、それで職場に戻れるようになりました」とか、「骨折は治って、ギプスも取れたので職場に戻りますけれども、まだちょっとリハビリティションを受けている最中なので、仕事上、重いものを持つのは二週間控えさせてください」というのであれば、「では二週間でいいんだね」となります。二週間が必ずしも十四日間とは限りませんが、それが二か月、ましてや二年になることはありません。明確に根拠が示されているのであれば、その明確な理由に基づいて、配慮をすることは大事なことだと思います。

しかし、不明確な状況で、一方的に配慮だけをすると、それはどんどん見えないところに陥っていきます。そうならないためにも、問題の改善を明確に本人に語らせることが大切です。これが語られていないということは、当然、何ら問題は解決していないということです。

現実不適応からくる抑うつに対しては、臨床心理学的治療を受けることによって、「非現実的な自己過信に気づき、現実認識が高まった」ことが示されれば職場復帰は可能です。病前性格が大きな要因となるうつ病に関しても、抗うつ剤による精神医学的治療に引き続いて臨床心理学的な視点から非現実的な自己過信に目を向けた改善が必要になります。ただし、統合失調症や躁うつ病、非定型精神病等の場合は、非現実的な自己過信とは無関係であり、現時点で発症の要因といえるものは明確になっていませんので、精神障害としての精神科医師の具体的な指導に従うことになります。

根拠のない復職を一度認めてしまうと、その後何度も繰り返すことになります。非現実的な自己過信がそのままだとすると、一回許されたら、二回でも三回でも百回でも許されると相手は思ってしまいます。だめなものはだめ、いいものはいい、すべて現実的に判断することです。

子どもに対しても同じです。「一回だけよ」などと言っても、何の根拠もありません。だめなものは、一回でも二回でもだめなのです。駄々をこねて、結局、「じゃあ、しょうがないわね」ではなく、聞いてあげるのだったら最初から聞いてあげればいいわけです。聞けるものは聞けるが、聞けないことは何があっても聞けないのです。そうでないと、駄々さえこねれば、いずれは聞いてもらえるということを、教えてしまうことになります。だめなものはだめなのです。現実というのはそういうものだからです。ひとが現実を作るのではなくて、ひとが現実の中で生きているだけなのです。

根拠のない不自然な要求は、しっかりと断ること。ただし、優しい雰囲気は必要です。「できるだけ、君のためには配慮をしたい。できるだけ君がいい形で仕事に戻ってきてほしい。そのためには、職場としてはどのような配慮をしたらいいかということを、君のほうから明確に説明してくれないか」と、本人に示させてください。「わからなかったら主治医とちゃんと相談して、そのことを明確な形で考えてきてくれないか。せっかく復職してもらっても、受け入れ態勢が整っていない状態で、また君に迷惑をかけてしまってはいけないからね」と、優しい言い方をしながら、本人の問題はしっかり本人に預けてください。

配慮は職場がしますが、その配慮がいかなるものかは、職場が考えることではなく、本人の責任で考えること。本人の責任で、主治医や臨床心理士と相談をすることなのです。ただし、精神障害の場合は、本人の現実的判断能力が障害されている状態であり、本人の責任を問えませんから、保護義務者の責任において主治医の意見に従うことになります。

復職の根拠を確認する

復職は、やる気があるから戻してやろうということではありません。実際に仕事ができるかどうかです。がんばろうが、なかろうが、そんなことは知ったことではないのです。本人ががんばっているとか、やる気があるないとかではなくて、実際にどうかということです。「がんばりますから戻してください」と復職のときに言います。「やれるのかね」「やれると思います」というわけです。私は、復職の面接があったときに呼ばれて行きます。やれるかどうか、がんばるかどうこうではなくて、「君、実際、職場に戻ったときにやれるの？」と、私はきくわけです。そうすると、たいてい本人が困って「やってみなければわからないじゃないですか」と言います。

確かにそうです。「やってみなければわからないけれども、一か八かで君を復職させて、試すような職場ではないよ、ここは」と、私は言います。八割方大丈夫だという見通しがあってやってみたら、残念ながら二割のほうだったというのなら、それは仕方がないと思います。「通常は八割方大丈夫だろうという見込みがあって、復職はするものだよ」ということです。それは、やってみなければわからないのではなくて、「何ら見込みがなければ、だめなことのほうが見えている」ということになるわけです。「テストは一度も受けたことがないのです。でも、やってみなければわかりません」というのはまずいのであって、模擬試験を受けて点数がどれぐらいかを見ておかなければいけないわけです。

ではそれを、リハビリ出勤で試すかというと、先ほど言いましたように、職場は試すような場ではないので、職場外のところで、しっかりとそれを確認してから職場に戻ってきてもらわなければなりません。職場は決してリハビリをする場ではありません。精神科のクリニックでは、デイケアがありますから、デイケアに行って、きちんと生活ができるようになってから戻ればいいのです。診断書のみではなくて、復職をさせていいかどうかという根拠を、本人の責任とともに主治医の意見書でしっかりと確認していただきたいのです。個人情報保護法の問題もありますから、あくまでも本人の了解と責任において、主治医の意見を求めることが大切です。

私も医師ですから、復職の診断書はすぐ書きます。患者さんが来て、明日から戻りたいので書いてくれと言われたら、明らかに無理と思われない限り、「復職可能と思われるが、今後とも通院加療の必要を認める」と書きます。それを持って次の日会社に行って、その場で気分が悪くなったからと言って、私のところに来たら、「休養・加療を必要とする」と、次の日の日付でまた診断書を書きます。それは誤診かというと、そうではないのです。私は仕事のことに関しては、何ら責任を負っていないからです。

休養・加療が必要であるというのは、職場に行かせたら体調が悪くなる、病状が悪化するから職場に行かせてはいけないという、労働安全衛生法に基づく法的な対応になります。復職可能であるという診断書は、復職させなさいというものではなく、「休ませなければならない状態ではない」といっているだけです。入院加療や自宅での絶対安静でなければいけないというわけではないというだけで、主治医としては会社でどのような仕事をするかは知り得ません。

職場の側から考えると、主治医から復職可能であるという診断書が出てきた後に、それに基づいて復職を検討します。そして本人の面接をして、どのような形であれば復職できるかということを本人に示させます。それに基づいて、会社側が復職のプログラムを立てていきます。そして、会社が立てた復職のプログラムを、「このような形で復職を考えていますけれども、いかがですか」と、文書で主治医に示して、今度は診断書ではなく、意見書という形で主治医に確認を取ります。主治医は、今度は復職の段取り、職務の内容を知ったうえで意見を述べますから、具体的な意見が返ってきます。

「負担をかけないように配慮してほしい」「ストレスに注意してください」となると困りますが、「職場としてはこのような形で復職させたいが、どうでしょうか」と文書で主治医に問い合わせれば、主治医からは現実的なコメントが返ってきます。また、「休んでいる間に、籍がなくなることはないし、適切な形で復職したのであれば、その後に不当な扱いを受けることはない。が、復職して、数週間あるいは数か月で調子を崩してまた休むようなことになると、君の社会的な信用はなくなってしまう」と、安易な復職は本人にとっても好ましくないことを確認しておくことが重要です。

リハビリ出勤の是非

先にも述べましたが、根拠のないリハビリ出勤は認めないでください。何となく休んで、何となく戻って、また何となく休んでというのは、よくありません。本来、リハビリテーションは医療機関でするものです。精神科のクリニックや病院には、デイケアといったリハビリテーションの機能があります。まず、デイケアでリハビリテーションを受けた後に、職場に復帰することが重要です。非現実的な自己過信から有限の能力感である現実的有能感へと変化した後、現実的な自己表現、現実適応ができるように、デイケアでのリハビリテーションを受けることが望ましいのです。

企業がリハビリ出勤を受け入れるのであれば、具体的な見通しを主治医に意見書でもらってください。欲をいえば、リハビリテーションは、医療的かつ社会的な要素を含むものですから、主治医と企業との連携によって具体的なプログラムを立てていくのがいいでしょう。「何となく」という素人的プログラムは、百害あって一利なしです。私がかかわっている企業では、配慮が必要な場合には、主治医の意見書で「おおむね何か月」というように、期限を切って確認しています。主治医の意見書に三か月と書かれていたら、三か月後にもう一度、主治医に意見書を求めます。面倒でも毎回、毎回、意見書は求めていきます。復職した本人に対しても、「三か月後また主治医に確認するから」と、復職したからそれでいいという話にはしません。何となく復職し、何となく通院をやめてしまい、そしてまた、何となく休職するような「何となく」を認めないということです。

「本当に、主治医がいい、職場も大丈夫、という状況が確認されるまでは、きちんと通院をしなさい。配慮がいるかいらないかは、毎回主治医の意見書によって確認をします。三か月後と半年後と一年後と、しっかりと確認をします。それを、あなたが治療を中断してしまって、次の意見書の期限が来たにもかかわらず、主治医の先生の意見書が取れなくなった場合には、あなたの社会人としての信用は失われますよ」ということを、事務的な形でしっかりと示していくのです。面倒なようですが、その都度きちんきちんと対応してください。今の配慮が五年後、十年後にどのようになるかということも考えてください。十年後を考えたときには不用意な配慮はしないはずです。一か月、二か月、三か月、半年、一年、二年、三年と、ずっと先を見た現実的な対応をしていただくということです。社会的信用を失わないために、必要な対応だということを本人に伝えて、「不自然な配慮を受けるということは、その分、あなたは評価を下げることになるのだ。不自然な配慮をされて喜んでいてはいけないんだよ」ということを示していかなければいけません。

多くのリハビリ出勤は、就労時間を少しずつ増やしていくかたちで行われます。誰よりも早く出社して誰よりも遅くまで仕事をし、働きすぎでうつ病になった人には、就労時間に着目して、誰よりも遅く出社して誰よりも早く退社することによって、従来の働き方を変えていくことは有効だと思います。しかし、職場不適応の人たちに対して、本来の問題が解決していないのに、リハビリ出勤として就労時間を調整するのは慎重にしたほうがいいでしょう。

V

実践編　職場でのメンタルヘルス

1　典型的な二つの事例

病気は周りが気づくもの

四十代、五十代ぐらいで、疲れがとれなくて、心療内科に行って、「まあストレスでしょう」と言われ、ビタミン剤や睡眠薬をもらっているような人が、実は、うつ病なのです。仮面うつ病。些細なことでいらいらするというのは激越性のうつ病。繰り返しますが、うつ病は、自覚症状は乏しいのです。自覚が前面に出ているのは、うつ病ではありません。うつ病の患者さんは、病識がないので、自ら受診することはありません。受診したとしても、体調が悪い、疲れがとれない、あまりよく眠れないということで内科にかかり、ビタミン剤や睡眠薬が処方されているということが多いのです。それで長年すっきりしないという場合には、できるだけ精神科にかかるように勧めていただくといいでしょう。病気は周りが気づくものであって、本人は気がつかないものなのです。

事例1　「仮面うつ病」で三か月の休養加療ののち復職

四十五歳の男性で、「疲れがとれない、手がしびれる」と訴えて受診。

三年前より現在の部署に課長職として配属される。二年ほど前より疲労感が増し、夜中にときどき目が覚め熟睡感がなくなった。一年半前に、風邪をひいた際に内科医に相談したところ、「仕事のストレスからくる疲労」と言われ、「ビタミン剤」を処方、「ストレスをためずにゆっくりと休むように」と指示される。その後も症状が軽快せず、仕事に集中できないと会社の保健師に相談をした。会社の保健師より、会社での状況と精神医学と臨床心理学の両面からの対応を依頼する紹介状を持参し、奥様の付き添いで受診となる。

〈経過〉

主治医より、「仮面うつ病」と診断される。性格傾向としては、元来、几帳面で責任感が強く、完璧主義であり、メランコリー親和型の病前性格を指摘される。症状としては、頭重感、思考停滞、睡眠障害、体重減少を伴う食思不振が存在するものの、本人はすべて否定し、それらは会社からの情報および奥様の情報によって確認された。自責感を確認したところ、「こんな自分は生きていてはいけない」ともらし、自殺の危険性が高いことが伺える。本人は、うつ病であることを認めず、「自分がいなければ会社の仕事が回っていかず、会社を休むわけにはいかない。会社の仕事は、すべて自分が握っている」と入院を拒否。奥様に病態説明（うつ病、自殺の危険性）を行い、保護義務者の同意による入院（精神保健福祉法に基づく医療保護入院）となる。三か月間の休養加療を要す旨の診断書を会社宛に書く。「抗うつ剤（三環系）」を投与し、一か月で症状は消失し、「前のように元気になりました。もう大丈夫です」と仕事を気にして早期復職を訴える。休むことが怠けることのように思って自分を追いつめてきたようだが、その自己過信と会社の仕事はすべて自分が担っているという過剰な自負・責任感、入院をして会社を休んでしまった自分はすべてを失ってしまったという思いが非現実的なものであることを伝え、万能・無能ではなく、能力には限界があるものだという現実的有能感が重要と説明する。

その後二か月が経ち、「あのときは何もかも自分が悪いように、すべての悪い出来事の責任は自分にあるように感じて自分を責めていたが、今思うとそんなことがあるはずがないと思えるようになった。会社も自分一人が抜けたところでつぶれるわけではないが、当時は、そう思っていた。今まで自分は、すべてを自分が支配しているような勝手な思い込みを持っていたように思う。会社のことは会社にまかせ、病気のことは主治医にまかせます。前の自分とは違った形でよくなったような気がします」と現実的な自己認識を獲得し、安心して休養を取れるようになる。三か月後退院となる。退院後一週間の自宅療養の後、通常勤務での復職となり、以前のような仕事の抱え込みもなくなり、有給休暇を消化しながら効率よく仕事に取り組み、問題なく適応している。

事例2　一年半の臨床心理面接で現実に適応できるようになる

二十九歳の男性。「朝になると吐き気がする、こうなったのは会社のせいだ」と訴えて受診。入社五年目、三年前に結婚し現在妻との二人暮らし。大学院修士課程を修了後会社に就職、エリート候補として二年間は研修扱いで各部署を転々とする。二年後の正式配属で希望の部署に配置転換されたが、配属初日に他の部署に異動するよう指示があった。この会社の突然の異動命令によって、会社への信頼と仕事への意欲を失ってしまい、以後、吐き気が出現し、仕事ができなくなった。「会社のせいでうつになった、会社を訴える」と話し、「うつ病」の診断書を会社に提出し休職する。その後、保健師より「会社を訴えるかどうかの前に、しっかりと治療を受けることが先だと思う、精神医学と臨床心理学の両面から診てもらうように」と勧められ受診となる。

〈経過〉

精神科的うつ病とは考えにくい。会社のせいだとの思いが強いが、ほかにも問題がないか時間をかけて考える必要がある。それまでの二年間はやれていたと言うが、研修扱いでの二年間は指示に従う仕事であり、正式勤務となるとそうはいかない。会社からの大学院修了としての期待も大きかったはず。また、症状が出始めたころ、結婚していることも関係しているように思う。薬物療法としては抗うつ薬ではなく抗不安薬が中心になるが、効果としては症状を軽減させる対症療法的なものであり、精神療法(心理療法)を受けることを勧めると説明。このことに同意し、週一回五十分の臨床心理面接が行われることになる。

面接開始後数回のあいだは、「空を飛ぶ夢をよく見る」「刀でものを壊している。刀は、壊れても、壊れても新しい刀が出てきて困らない」と、空想的で万能的な思いが語られる。「小さいころから大人の喜ぶ顔を見るのが好きだった」と「相手に合わせるいい子」でいた幼児期が話される。

半年経過したころ、「ちょっとでも自分の意見に反対されると、全人格が否定されたように感じてしまう」「ちょっとほめられると、全人格が認められたようで、天下を取ったようにうれしくなる」と、全か無かといった極端な感情の変化が話される。「小学校のころ、ノートは黒板とそっくりに書き写せないと気が済まなかった。間違えて消しゴムで消すが、跡が残っているのが許せなくて、家に帰って、新しいノートに書き直していた」と完璧主義で強迫的であったことが示された。

一年経過し、「自分の意見が言えなかった、完璧でなければいけないと思っていた。完璧にできない自分がいやで、ときどき引きこもっていた」と不完全である現実に気づかされると傷つき、引きこもりによって現実から逃避していたと話される。「大学生のころ、女の子に自分の意見を言ってから、周囲の僕を見る目が悪くなって、しばらく大学に行くのが怖くなった」との話から、大学のときの話だけではなく、幼児期の母親との関係がそこに再演されているのであり、実は、母親に対して自己主張をすると母親との仲が悪くなり、そのことに耐えられず、いつも母親の顔色をうかがう、母親に合わせる母親にとってのいい子を演じてきたのではないか、そのために、主体的判断で行動することができず、職場での正式配属、結婚といった責任を負う立場に耐えられなくなったのであろうと理解された。また、母親にとってのいい子を演じることによって、母親から可愛がられ、母親によって何でも望みが叶えられてきたため、幼児期の非現実的な自己過信を持ち続けていること、父親の影が薄く母親から自立できていないことを面接のなかで本人に伝えた。

その後、「今まで、母親との一体感が強く、自分の価値観は母親のなかにあったように思う。

結婚して、自分がどのようにしていいのかわからなくなった」「自分の意見を言うことはいけないことのように思ってきた」「自分で判断をしないと仕事が進まなかったが、失敗するのが怖くて会社に行けなくなった」「最初のころは、妻に自分が会社を休んでいることを話せず、会社に行くふりをして外で一日時間をつぶしていたが、仕事に行けない自分を妻は否定もせず温かく受け止めてくれている」「妻に、自分の考えを言ってもいいのかなという気になってきた」と語り、妻に不完全な自分が受け入れられており、自分自身も不完全な自分を受け入れることができるようになる。仕事への意欲も回復し、面接開始一年半で復職となる。復職後、半年ほど経過し、「最近、主体性が出てきた、会社でも自分から話しかけるようになった。以前は黙っていても周りが助けてくれるのが当たり前と思っていたが、今は自分から相談している」と、現実的に主体行動ができるようになり、以降、問題なく適応できている。

2　問題が起きてしまったら

会社が困っている現実を本人に示す

職場において、不適応事例あるいは精神・身体疾患による就労困難事例が発生した場合、重要なことは、本人の不自然な言動を肯定せず、現実をゆがめた対応をしないことです。不思議がることで現実をしっかりと示し、不用意な配慮はしないことが大切です。上司の素人判断は禁物で、本人の責任を重視し、本人の責任を肩代わりしないことです。会社が困っていること、周囲が困っていること、あるいは、会社や周囲が、体調が悪いのではないかと心配していることを、しっかりと本人に示すことです。本人の自己決定権を尊重し、本人を交えて話を進めていくことです。ただし、病気である自覚が持てない精神科的疾患の場合は、現実検討能力が障害されているため、本人に加えて（あるいは代えて）家族（保護義務者）を同席させる必要があります。「あなたのことで○○といった状況が生じているが、あなたはこのことに対してどう考えるか」と、率直に本人にきいてみるのがよいでしょう。まず、本人に現実をゆがめずに正しく示すことです。その上で、組織としての社会がどのようなものかを示し、社会的な視点での判断を促していきます。

仕事が適切にできないのであれば休職・治療に専念させることになります。このことも、会社が一方的に話を進めるのではなく、本人を交えて、話を進めていくことです。多くの場合、本人には会社で大きな問題になっていることは示されず、会社が考えた結果だけが示されています。当然、本人は受け入れがたい話なのです。上司が本人には話さず、仕事を五十パーセントに減らして与えたとすると、本人は、与えられた仕事をすべてこなせば、百パーセント仕事をこなしたと思ってしまいます。しかし、会社の評価は、五十パーセントという低いものになります。本人が会社への不満を抱くのは当然です。上司から、君には本来期待するべき仕事量の五十パーセントしか与えていないから、これをすべてこなしても、評価は五十パーセントと低いよと言ってあれば、本人もそれなりに納得できるはずです。本人に隠れて、会社が不自然な配慮をするというのは、本人の自己判断を無視していることになります。

「現実的な判断」を本人にさせる

職場での現実適応を期待するのであれば、会社は常に現実を本人に示し、「現実的な判断」を本人にさせなければいけません。現実的判断ができていないから問題となっているのですが、だからといって、本人から判断と現実を奪ってしまったのでは、問題解決に逆行することになります。あくまでも、社会的責任は本人に負わせるように持っていくことです。決して、感情的に本人を責めてはいけません。感情的にかかわらず事務的に接することです。優しい態度で、社会の厳しさ（当然の現実）を示すのです。職場内で解決しようと安易な対応はしないで、仕事を休ませ医療機関・臨床心理機関につなぐことが最優先です。

そして、復職に際しては、不適応に至った理由を明確に示させ問題の改善を明確に語らせることです。同じように、本人を交えて、現実的な情報に基づいて、現実的に議論を進め、現実的に判断を促すことです。やる気があるかないかではなく、現実的にやれるかどうかを評価しなければなりません。体力がなくなって休職になったわけではないにもかかわらず、なぜか、復職に際しては「体力を付けて」と話がすり替わってしまうことがよくあります。主治医から復職可能の診断書が提出されたら、本人を交え上司や人事労務担当者、産業医、精神科顧問医で、どのような形で復職が可能なのかを話し合い、その結果を主治医に具体的に文章で伝え、主治医より意見書という形で復職の是非についての判断をもらうのがよいでしょう。職場は治療の場ではないことをしっかりと確認し、勤務ができる状態になって復職をするようにしなければなりません。

リハビリテイションは、医療機関でのデイケアで受けるべきです。長期休職後、いきなりの完全復帰は無理かもしれませんが、その場合の職場での配慮は、せいぜい一～二週間でしょう。数か月、あるいは、数年にわたって復職後の不自然な配慮（リハビリ出勤）が継続されているケースが少なくありませんが、職務が十分にこなせなくなった問題が解決されないまま復帰したのであれば、退職まで配慮を続けなければならないことになります。配慮の手をゆるめれば、また休職になってしまうからです。安易な対応は、何よりも本人をいたずらに苦しめるだけだということを、会社はしっかりと理解する必要があります。

冒頭でも記しましたように、医療的治療と臨床心理学的対応との併用で現実的な治療を行うことです。何となく休んで何となく復職し、また何となく……を繰り返さないことです。企業での対応は、社会的な視点と専門的（医学的・臨床心理学的）視点の両面から、総合的に、現実的に考えていくことです。本人を中心として、会社の上司、人事労務担当者、産業医、精神科顧問医、主治医、そして、家族（保護義務者）とが、相互に密接な情報交換をし、それぞれの責任において現実的に判断をすることです。決して、他者の責任を、とくに本人の責任を誰かが肩代わりしてしまわないことです。プライバシー、個人情報の保護が重要視され、情報の交換が厳しく制限される今日ではありますが、あくまでも、本人の社会生活を保障するための取り組みです。本人の社会的、現実的責任において、常に本人の自己決定を尊重して、これらの取り組みがなされるように努めることです。

3 メンタルヘルス教育

メンタルヘルス教育の機会

今まで述べてきたように、メンタルヘルスとは非現実的な配慮をすることではありません。年齢相応に主体的判断を行い、責任を負い、現実に適応することであり、それを支援することです。

企業におけるメンタルヘルス教育とは、第一に「現実の社会を示す」ことです。第二に「自分自身を知る」「自分自身の現実認識の程度を知る」ことです。そして、第三に「現実認識を高める」ことです。先にグラフ（73ページ）で示したように、二十歳代、三十歳代、四十歳代、五十歳代と仕事の質、つまり社会的に求められるものが変化します。まず、そのことを明確に示さなければなりません。

仕事とはいかなるものか、「先を見て今を過ごす」「先を見て勉強を積み重ねていく」ために、しっかりと先を示してあげなければなりません。新人研修で、わが社のなかでの「社会における判断・責任の変化」を説明しておくことが重要です。三十歳代になって、急に戸惑うことの

表11　メンタルヘルス教育の機会

・新人研修
・ポイント年齢研修（30歳、40歳、50歳）
・管理・監督者研修
・異動者研修
・部署別研修
・労働組合研修　など

ないように、うつ状態にならないように、身体的不調で仕事ができないなどと言わないように、先を見てしっかりと準備をしながら仕事をしていくように、新人研修で説明しておく必要があります。今の若い人たちは、すべて、手取り足取り、お膳立てされてきていますから、先の心配をする、先に目を向けて備えをするということを知りません。その都度、困らないように助けてもらえるものだと、思い込んで（思い込まされて）います。そのことが、誤解であり、社会では通用しないことを、「君たちは、子どもではなく、大人なのだ」としっかり伝えなければなりません。

その一方で、「まだ何も知らない未熟な若

者であるのに、何でもできるなどと思い込むな。まだ何もやってもいないのに自信があるような誤解を抱くな。できなくて当たり前。やれもしないのに、勝手に空想的な自信という思い込みを持って、現実に直面したら自信をなくしたなどと言うな。自信などもともとないのだ。若いうちは、できなくて当たり前。失敗して当たり前。生意気言うな。失敗をおそれるな。かっこつけるな。十年、二十年後に自信は持て」と、現実を示すことが大切です。

そして、新人研修だけではなく、仕事の質が変わる三十歳代、四十歳代、五十歳代を対象として、同様の研修を繰り返し行い、確認していくことです。三十歳代、四十歳代、五十歳代の各年代を集めて、同年代の者同士で話し合っていくことも必要です。ポイント年齢研修として、三十歳、四十歳、五十歳の時点で研修に参加させるといいでしょう。通常、異動を節目にして仕事の質が変化していきますから、異動者を対象とした異動者研修という形でもよいと思います。当然、管理・監督者研修という形で、今までに先を見た準備、役職者になるということがどのようなものか、十分考えて来たかどうか、その備えは十分であったかどうか、を話題にしなければなりません。今まで自分がしてきた仕事が整理されていなければ、部下に仕事とは何かを示すことができません。先を見ながら、そのときどきの仕事を整理してきた人は、部下に対して仕事とは何かを示すことができます。失敗も含めて若者の仕事ぶりを予測し、成長を見守ることができます。管理・監督者として自分自身の責任に目を向けるとともに、部下へのかかわりを学ぶ必要があります。部署別に新人、先輩、上司という縦のつながりのなかで、この仕事の質の変化について話し合うことも効果的です。

第二の「自分自身の現実認識の程度を知る」には、研修の開催主体が企業であるよりも、自らの責任で自らを知るという意味で、労働組合が主催するのがいいように思います。私自身、企業で講演に呼んでいただいた後、続いて、労働組合から声をかけていただくことが少なくありません。労働組合主催の講演会に際して、投映法であるバウムテストを実施し、後日、本人のみに文章と面接で結果の返却をするということも行っています。「自らを知る」ことの援助となると、プライバシーにかかわることですから、慎重に行わなければなりません。本人が十分に納得したうえでの自らの責任による希望が確認されなければなりません。企業側が主催者であると、結果が会社側に漏れて人事評価に影響するのではないか、拒否したいがそれはそれで会社からの心証が悪くなるのではないかなど、複雑な思いが生じます。その点、自分たち組合が、自らのために主催するのでしたら、安心して判断することができます。この場合、結果の取り扱いについては、個人のプライバシーを保護する細心の注意が必要です。また、本人が自覚しない一面にも目を向けるため、書面による返却のみではなく、可能であれば、面接によって直接本人に結果の返却と説明を行う場を設け、本人の納得と安心感を得るように努めることです。

自己記入式質問紙法でのうつ病チェック表、ストレスチェック表や適性検査、性格検査とは異なり、投映法（バウムテスト）では、自覚されない心理の側面から適応や抑うつに対して評価することが可能です。

メンタルヘルス教育のあり方

次に、教育のあり方ですが、心理査定（心理検査）を用いるテスト形式のほかに、集団で行う講義形式、少人数での討論形式、一対一でのカウンセリング形式があげられます。

それぞれの教育形式の長所・短所は表12、13に示すとおりですが、費用、時間、場所、対象者や教育効果が異なってきます。どれが好ましいかではなく、それぞれをうまく組み合わせていくことが重要です。メンタルヘルス教育とは、簡単に行えるものではなく、短期間に結果が出るものでもないことを重々理解しておく必要があります。長期的な成長を目標とし、性別、年齢、職種、役職など、状態にあわせたプログラムを立て、繰り返し多種多様な組み合わせを行い、現実を示し続けることが重要です。知識偏重を避け、現実体験を重視し、情緒の言語化

表12　メンタルヘルス教育形式の長所・短所

・講義形式
　長所　一度に多くの職員に対して行える
　　　　費用がかからない
　短所　一般論で終わってしまう
　　　　受講者は受動的
・討論形式（少人数での意見交換）
　長所　能動的態度への評価が可能
　　　　他者との差が現れやすい
　短所　少人数に限られる
　　　　消極的な者、何らかの問題をもった者への配慮が難しい
　　　　討論をまとめる司会者（アドバイザー）の能力が要求される
・カウンセリング形式（1対1での面接）
　長所　消極的な者、何らかの問題をもった者への配慮が可能
　　　　踏み込んだ対話が可能
　短所　数をこなせない
　　　　カウンセラーの能力が要求される

表13　テスト形式の導入

＊テストにかかわる専門知識が必要

・性格検査（自己記入式）
　費用が安く、一度に多人数に対して可能
　自覚（意識レベル）に限られ、新たな気づきにはならない
・人格検査（投影（映）法）
　費用、時間がかかり、一度に多くの人数を対象にできない
　ただし、簡易なものから複雑なものまでさまざま
　（バウムテストは簡便で短時間で多くの人数の評価が可能）
　評価が難しい
　自覚していない自分の一面に気づくことができる
・　作業能力検査
　時間がかかる
　作業能力を把握できる
　情緒的な安定感の予測が可能

＊状況に合わせてテストバッテリーを組む

による適切で現実的な年齢相応の対人関係や現実認識が持てるように、成長を促していきます。

講義形式での内容は、適応と現実感の関係から現実認識の重要性を示し、心理的成長を果たすために自分自身の内面（未熟さ）に目を向けることが重要であること、仕事の量的変化と質的変化の違いを年代ごとの違いで説明し、将来に目を向けて準備をする必要性を説くこと、組織として成り立っている会社の説明を行い、互いに現実をゆがめた要求・対応をしないことなどを、具体的な例をあげながら話していくことになります。キーワードは非現実的自己過信から現実的有能感・有限である能力の受け入れへの変遷であり、現実検討能力を成熟させることです。

講義研修を受けた後に少人数での討論を行います。司会者（manager）は、参加者の個人特性を把握していることが望ましいと思います。司会者は、一人の意見に支配されないようにすべての参加者に発言を求め、自由な発言を促しつつも全体の流れを把握します。参加者は、自分の考えを他者に理解されるようにまとめ、自己表現能力を高めるよう努力し、他者の意見を尊重して聴き、自分の考えと比較検討することを求められます。

カウンセリング形式での教育では、次項で詳述しますが、聴診器で心音・心雑音を聴くように、語られない思い、語られた思いに相反する思いを聴くように傾聴し、語られない思い・語られた思いに相反する思い・語られない辛さを感じ取るように共感し、語られた思いに相反する思いや語られない思いの存在を認め保証するように受容することです。そして、そのような対応をしながら、相手の抱く不自然な思い込み、非現実的自己過信に目を向け、「不思議がる」という態度で本来あるべき現実を示し、本人が現実的有能感・有限である能力の受け入れに至るように道筋を示していきます。カウンセリングでは、「心」を「もの」として扱うことが重要になってきます。心（感情）に目を向けるのではなく、種々の心（感情）の動きに目を向けるのです。相反する思い、あちらを立てればこちらが立たず、「あれもこれも」か「あれかこれか」か、物事がうまくいかない複雑なものであることを受け入れていくことです。ビリヤードのように一つの球のみに目を向けるのではなく、球の動きを読むのです。そして、重要な所見は見えないところにあることを忘れてはいけません。不適応による抑うつ状態である情緒的障害は、無意識・前意識といった隠された領域での「思い」、語られていないことに目を向けます。これは、何度も記してきましたが、無限で万能な非現実的自己過信なのです。意識的な言葉に振り回されないように注意しなければなりません。語られる言葉や症状を、非現実的自己過信を表す象徴として受け止めることです。

見えない領域を重視し、現実（reality）を常に示していく、無責任ないい人にならない、情を持ち込まない、行為（doing）にとらわれず、存在（being）を保証することが大切です。この、行為（doing）と存在（being）に関しては、ウィニコットを参照していただければと思います。心の中の世界と心の外の現実の世界に分けて考える、第三者であるとともに第三者としての客観的な目を持つこと、これらのことを維持するために、スーパーヴィジョンをうけることが重要です。

ちなみに、統合失調症や躁うつ病、うつ病、認知症、錯乱精神病などの精神科疾患（器質的障害）は、頭蓋骨の中、つまり脳の神経に目を向けるのであり、精神科医師は薬物療法によって脳の神経伝達物質の異常を治療します。

心理テストは、当然のことながら、心理テストに熟練した専門家（臨床心理士・精神科医師）が十分にプライバシーへの配慮がなされた中で行うべきです。テスト結果を断定的に用いず、テスト結果はあくまでも参考として扱うべきです。自分の気づかない一面に目が向くように結果をつないでいくことであり、そのことが過剰な傷つきに至らないような配慮が必要です。

近年、企業からバウムテストの依頼を受けることが増えてきています。従業員にバウムテストを施行し、その結果を直接個人に面接で返却し、精神医学的あるいは臨床心理学的健康指導を行うと同時に、個人が特定されない形で全体の傾向を企業に報告するという内容です。企業のメンタルヘルス対策が、従来の自己記入式質問紙法による自己申告型ストレスチェックから、投映法を取り入れた専門家の目によるチェックへと変わってきています。

4　専門家として話を聴く

カウンセリングマインドとカウンセリング技法

傾聴、共感、受容が、カウンセリングには重要だといわれています。傾聴とは、聴診器で心臓の音を聴くように、相手の言うことを聴くことです。頭ごなしに否定してはいけません、相手の立場になって話を聞かなければならないというのは、話を聞くうえで当然の心構えです。

私は若いころ、小児科にいたことがありますが、聴診器の先をいつも白衣のポケットに入れ、ポケットに手を突っ込んで歩いていたものです。ポケットに手を入れて歩くなんて行儀が悪いと思われるかもしれませんが、いつでも即座に子どもの胸に聴診器を当てられるように、常に聴診器の先をあたためていたのです。これが、患者さんに対する小児科医としての心構えです。

三十分かけて点滴の針を刺すことができたとします。二十五分間あちらこちらに刺したがうまくいかず、やっと処置が終わった。二十五分かけて全身くまなく血管を探し、ここならば大丈夫というところを見つけ、一回で針を入れ処置を終えた。この二つは同じ三十分でもまったく違います。痛くないよと子どもをだましてはいけません。一回だけチクンとするからねと約束して、約束通り一回で点滴を入れれば、子どもなりに受け入れてくれるものです。患者さんに対する思いやりは大切です。しかし、思いやりだけで針は刺せません。本当に、患者さんのことを思いやるのであれば、専門家としての知識と技術を身につけなければなりません。相手の立場になって思いやることと、専門家として話を聴く技術とは別です。サイコセラピーは、思いやりだけで問題を解決できるような、簡単なものではありません。

相談者（クライアント）に対する人としての思いやりがあれば、それだけで人を救えるなどと考えてはいけません。そこには、専門的な知識と技術が必要です。下手をすると、相手を死に追いやってしまうことにもなりかねません。精神病を発病させてしまうこともあり得ます。サイコセラピーはきわめて危険なものなのです。

二十八歳の女性が「私の母親はいつも私のすることに反対をする。ひどい親だ」と訴えていました。「日曜日も、デパートに行ってバッグを買おうとしたら母親に怒られた。母親とけんかになったが、結局母親が文句を言うので自分の気に入ったバッグが買えず、母親の気に入ったバッグを買うしかなかった」と言います。いやいや、なんてひどい母親なのだろうと思いたくなります。「ところで、なぜお母さんと一緒にデパートに」ときくと、「だって、お金出してもらわなきゃいけないじゃないですか！」と、当然のように返ってきました。「あなたがほしいと言ったバッグは？」ときくと、「有名ブランドの八十万円のバッグ」と、これまた、悪気もなく答えたのです。さらに、「母親は、そんなに高いバッグは買えないと私に意地悪を言い怒り出した。結局、母が四十万円しかお金を出してくれないので、私は気に入らなかったが、母親の言うバッグしか買えなかった」と語ったのです。二十八歳にもなって親にお金を出してもらって高価なバッグを買う、買わないといって喧嘩になりながら、本人は実際の事情は何も口にすることなく、「母親が意地悪だ」とだけ語るのです。

ここまでくると、本人の問題が見えてきます。親も親ですが、本人も本人です。しかし、カウンセラーが、黙って話を聞いているだけなら、「ひどいお母さんね」となってしまいます。本人が文句を言っている相手の立場になって話を整理しようとすると、なぜそのようなことを言うのかと疑問がわいてきます。そこで、「なぜお母さんと買い物に？」と質問をするのです。すると、語られなかった事実が明らかになり、「あなたの話は二十八歳にしてはおかしな話ね」となります。これが、話を「聴く」ということです。「母親は昔からそうだった」と語る話は、母親がではなく、その女性が昔から母親を困らせてきたということなのです。ここにも自分のほしいものは何でも手にはいるという非現実的な自己過信が存在しています。この非現実的な自己過信に目を向けて、さらに話を聴いていくことが必要になります。聞くのではなく聴くのです。ここに、専門家としての知識と技術が必要とされるのです。「腫れ物に触るように」というのは、素人が腫れ物にかかわる有様であり、外科医は腫れ物に対しては、メスで切開するのです。専門家であるカウンセラーが心の腫れ物にかかわるのであれば、恐る恐る触れるのではなく、「言葉というメス」で的確に切開することが要求されます。

漢方薬は副作用がないという人がいますが、漢方薬でも処方を間違えれば、死に至ります。毒にはならないが、薬にはなるなどという魔法のような都合のいい話はありません。サイコセラピーも「言葉という薬」を用いますが、言葉の用い方を誤れば、ときとして毒にもなるのです。

傾聴と聴診

見えないところに目を向ける。医師というのはそのようなものです。心理的なことに関しても、本人が意識していない、無意識的な領域に隠された問題に目を向けなければなりません。現実不適応をきたして困っている人には、非現実的な自己過信からくる「これが正しい」という思い込みが存在するのです。この現実からのずれに気がついているのであれば、事は生じません。よかれと思ってとった行動が、うまくいかずに困っているのです。自分自身でも何とかしたいと努力し、周囲も何とか援助したいと思って努力をしてきたにもかかわらず、問題は解決していません。なぜかといえば、本人も周りの人も専門家ではないからです。専門家でない人の話を頭ごなしに否定してはいけませんが、専門家でない人の話をあたかも専門家の話のように聞いてしまうのはどうでしょう。本人がうつと言っているからうつ病だろうとはならないはずです。

ものをなくして困っている人が、「思い当たるところはすべて捜したが見つからない」と言います。思い当たるところを捜して見つかっていれば、困りはしないのです。つまり、捜し物は「思い当たるところ」以外にあるのです。思い当たらないところを捜してごらんなさいと言ったところで、思いつかないのですから捜しようがありません。カウンセリングは、これと同じです。

本人が思いつかなくても、こちらは専門家ですから、こういう場合はだいたいこうだとわかっているものです。カウンセラーは、相談者の話を聞いてから考えるのではなく、相談者の話を聞く前におおかたの状況はわかっているものです。話を聞くのではなく、こちらの知りたい情報を確認するように話を聴いていくのです。聴診器で心臓の音を聴診するように「傾聴」していくのです。心音を聴診する際に医師は、どの位置でどのように心音が聴こえるか、また、聴こえてはならない心雑音が聴かれた場合にどのような心疾患を考えるかを知っています。知っているから、聴診ができるのです。カウンセリングも、これと同じです。

私は、人の話は聞きません。患者さんの話を聞いていても、話は進みません。「先生、胃癌だと思うのですけれども」と患者さんが言ったときに、「ああ、胃癌ね、じゃあ明日、手術する?」という話になったら困ります。本人が胃癌ではないかと心配しているのであって、本人が医師でない限り専門的知識を持って胃癌だという診断をくだしているわけではないのです。本人の心配を受けて医師が専門家として診察・検査をし、診断をくだすのです。そして、治療につないでいくのです。

あるおばあさんが、「先生、下痢したんだわね」と言って来ました。「いやあ、実は昼にウナギと梅干し食ったんだわ。先生、ウナギと梅干しは食い合わせが悪かったかねえ。すぐに腹下しちゃったんだわ」と、おばあさんが言います。「そうかね。どこのウナギ食べたね?」と医者がききますと、おばあさんは、「中国産」と。さらに医者が、「梅干しは?」ときけば、「紀州の梅干しだわね。やっぱり組み合わせが悪かったかね」と。そこで医者は、「そうだね、紀州の梅干しには三河一色産のウナギじゃなきゃ」という話をしたとしたら……。これでは医者としての医療にはなりません。「ウナギと梅干しを食べたら、すぐに腹が下ったもんだから」

というのは、おばあさんの素人判断です。感染性腸炎の場合は潜伏期間がありますが、通常の食あたりですと、十二時間くらい前に何か食べたのではと疑うのです。医者が「ウナギと梅干しを食べたのは何時だね」とききます。おばあさんは「午後一時だわ」と。「下痢したのは食べてすぐだわ。十分もたたんうちに下痢したわ」と言うと、梅干しとウナギではないわけです。午後一時の十二時間前だとすると夜中です。「昨日の夜、何か食べたかね」とおばあさんにきくわけです。「夕ご飯は、カレーを食べたが、家族のみんなは何ともない」と。そこで医者は、「夕ご飯のあとに何か食べた？ 夜寝る前か、夜中にでも」ときくと、「わしゃ、ボケとらへんわ！ 夕飯食べたのも忘れて、夜中にまだ飯食べてないと騒いだりせんわ」とおばあさんは怒り出します。「そういう意味じゃないけど、夕べは寝苦しかったからねえ、何か飲んだりしなかったかと思ってね」ときくと、「そうだね、昨日は十時に寝たけど、寝苦しくて。夜中にちょっと起きて、冷蔵庫を見て。ああ、牛乳飲んだわ」「おばあちゃん、牛乳はいつ買ったの？」「日ごろ牛乳なんてハイカラなもの飲まんけど、孫が来て買ったで」「お孫さん、いつ来たの？」「そういや、お盆のときだったで、半月前かねえ。めったに牛乳なんて飲まんでねえ」という話です。「いやあ、おばあちゃん、この暑い夏に半月前の牛乳飲んだらまずいでしょう。それだわ」ということになります。おばあさんの話に付き合って、「三河一色産か浜名湖産のウナギでないと紀州の梅干しが怒るよ」と言っていてはいけないのです。頭ごなしに「そんな迷信じみたこと言って！」と怒ってもいけませんが。

大事なことは、専門家でない人の思い込みは、頭ごなしに否定はしないで、しかしながらその思い込みに付き合うことなく、こちらの知っている専門的知識に基づいて話を進めていくということです。これが傾聴です。そうすると、必ずや一度は相手がむっとするものです。的を射た指摘に怒るという形で反応します。そこを上手に、相手の抱いている誤解を解いて、本来の問題を解決していくのです。

語られない思いに目を向ける

ロジャースの来談者中心療法では、「傾聴」「共感」「受容」「自己一致」がカウンセリングにおいて大切な要素だといわれます。「自己一致」をカウンセリングの目的とするのは、相談者が自己不一致を起こしているからであり、現実適応が障害されているからです。自己不一致に気がついていない人の話を聞き、「その気持ちよくわかりますよ！」と言ってしまったのでは、自己不一致を肯定してしまうことになります。その時点で、このカウンセリングは、自己一致を目標にすることができなくなってしまいます。本人が気づいていない心の奥深くの言葉として語られない思いに耳を傾け、そこに共感し、自ら否定している（気がつかないようにしている、気がついてはいけないと思っている）ことが誤解であり素直に認めてもいいのだと、心の奥深くの言葉として語られない思いを受容・保証することで、最終的に自己一致がなされるのです。

「いいのよ、いいのよ、あなたはそれで」と言われてしまうと、相談者はその場では救われた気になるかもしれませんが、そのままでは一生問題は解決しないことになってしまいます。大切なことは、現実的に問題の解決を図ることです。

「わたし、人には言えないのですが、水虫なんですよ」と恥ずかしがる方が多いのですが、皮膚科医から見て水虫ほどありがたい症状はありません。皮膚癌ですと大変なことですが、水虫の患者さんは本当にいいお客さんです。全身状態が悪ければ水虫が悪化して死に至るということもあり得ますが、通常そのようなことはありません。ちょっと塗り薬を使ってよくなると、たいてい来なくなるのです。来なくなって半年か一年すると、また悪くなって受診していただけます。皮膚や爪の状態から水虫と察しがつきますし、皮膚を削って顕微鏡で見れば菌糸が確認できます。薬を出して、「これで様子を見てね」と言うと、しばらくすると来なくなって、もうしばらくすると、またリピーターとして繰り返し、繰り返し来てくれます。ディズニーランドのように新しい建物をどんどん追加しなくても、リピーターで来てくれるのです。こんないいお客さんはいないと思いますが、患者さんは恥ずかしいことだと思っているのです。それで、治療からも遠ざかってしまいます。「恥ずかしいことではないのに、恥ずかしいと思っていることで損をするのはあなただよ」と言ってあげることが、大事なのです。そして、「自分でもう大丈夫だと思っても、皮膚の深部に白癬菌が残っているから、新しい皮膚に置き換わるまでの一か月間はしっかり薬を塗らなければいけないよ。自己判断はせず、医師の指示に従いなさいね」と伝えるのです。

相談者の心の中には、語られた思いとは相反する思いがあって矛盾が生じています。「こんなことを言ったら軽べつされるんだ、嫌われるんだ、恥ずかしい思いをするんだ」と思って本心を言えないで、理路整然としたきれい事だけを語っているかもしれません。しかし、その背景には、いろいろな思いがあります。われわれが目を向けるのは、その語られない思いだということです。「そうかね、そうかね」と言って聞くことは、決して共感でもなければ傾聴でもないし、受容ではないということです。傾聴していないのに傾聴したふりをして、共感していないのに共感したふりをして、受容していないのに受容したふりをする……。そうすることで、真の傾聴、共感、受容は遠ざかってしまうということを肝に銘じなければなりません。

無意識に目を向ける

自分のことでありながら、自分で気がついていないことは多いものです。ジークムンド・フロイトの理論である精神分析的なサイコセラピーでは、「意識」「前意識」「無意識」に目を向けて、心を理解していきます。昨今、テレビなどでよく聞かれる深層心理学という言葉も、オイゲン・ブロイラー（Eugen Bleuler）が作り、フロイトの精神分析学のなかで発展したものです。人は必ずしも、すべての言動を意識できているわけではありません。意識的な言動は、意識に働きかけることによって修正は可能ですが、無意識的言動は意識に働きかけても修正はできません。花壇を猫に荒らされた隣の住人が、飼い主に文句を言ったところ、その飼い主が深々と頭を下げ、「大変申し訳のないことをした。もう二度とそのようなことはしないから許してくれ」と謝りました。隣の住人も、そこまで反省しているのなら大丈夫であろうと安心しましたが、翌日、やはり猫に花壇を荒らされました。飼い主が嘘をついたのでしょうか？　いえ、どんなに飼い主が頭を下げたところで、花壇を荒らしているのは、猫なのです。どんなに意識の世界で反省をしたところで、無意識のいたずらを止めることはできないのです。アルコール依存状態の患者が、「もう二度と酒には手を出しません。約束します」と誓ったところで、アルコール依存は無意識の領域で起きているのです。決して嘘をついているわけではありませんが、気がつくとそうなってしまっているのです。無意識のいたずらなのです。サイコセラピー、カウンセリングとは、この無意識のいたずらに目を向けて、問題の解決にかかわっていくのです。もちろん、無意識の世界を見ることはできません。この無意識のいたずらが、サイコセラピー、カウンセリングをしていくなかで、意識の領域に少しずつ見え隠れしてくるのです。無意識の世界に潜んでいるいたずら者を、意識の世界に呼び出し、このいたずら者が現実的に上手に立ち振る舞えるようにしてあげるのです。決して、このいたずら者を否定してはいけません。これが、カウンセリングでいう「傾聴」「共感」「受容」、そして、「自己一致」なのです。

「現実」を示し続ける

傾聴すべき先は、非現実的な自己過信です。非現実的な自己過信からくる、非現実的な膨大な怒りとそれにまつわる非現実的な空想（不安・恐怖）を崩し、現実的思考、有限の能力つまり有能感を身につけさせることです。非現実的な自己過信は幼児的なものであり、この非現実的な自己過信を満たそうとするのが、幼児的な自己愛です。幼児が、幼児的万能感や幼児的自己愛を持つ分にはかまいません。幼児でもないのに、これらを持ち続けていることが問題なのです。つまり、幼児の世界から抜け出せていないのです。現実の世界へと精神的に自立できていないのです。現実不適応の人は、非現実的な自己過信と現実の狭間にあって、現実を否定しているのです。「傷ついた」「抑うつだ」と言いながら、現実を否定しているのです。ときには、自己を否定し、ときには、人のせいにして。

サイコセラピーは、これらの人に、現実を示すだけです。現実を示さない面接は、サイコセラピーとは言えません。「あなたの辛い気持ちはよくわかるわ……」と言ったのでは、相手の非現実を保証してしまうことになります。そこには、現実に気づく余地はありません。「あなたなりに辛いのでしょうけれど、私にはよくわからない。どうしてそのようになってしまうのかしら?」と、そこに現実との差があることを示し続けていかなければなりません。「あなたも他の人と同じように私のことをわかってくれないのですか!」と、言われなければなりません。「ええ、私も他の人もみな同じです。そして、あなたも同じはずなのですから」と言うことが大切です。「初めて私のことをわかってくれる人に出会いました」と言われて喜んでいてはいけません。そう言われた以上、一生その人の通訳でいなければならなくなります。「妙薬口に苦し」「手術は痛みを伴うもの」なのです。現実不適応者へのサイコセラピーは、現実を示し現実を受け入れられるようにすることです。抑うつを取り除くことではなく、抑うつに耐えられるようにすることです。

サイコセラピーが進み、現実的になると、非現実的な世界に逃げられなくなり、現実的な苦しみを味わうようになります。このとき、現実的な自殺の危険性が生じます。非現実的な自己過信から、テレビゲームをリセットするような安易な気持ちで自殺を図ることも問題ですが、サイコセラピーで状態がより現実的になったときに、現実を知らずにここまで来てしまったという現実的な絶望感を感じ、現実的に死を選択するのです。せっかくの治療で死なれては何にもなりません。ですから、より慎重に時間をかけて、最後の詰めを誤らないようにしなければなりません。サイコセラピーの危険性がここにあります。手術と同じで、手術に耐えられる体力がなければ、手術を行うことはできません。治療の経過が見通せていなければ、安易に話を聴くことはしてはいけないのです。

こんな話もあります。若い女性が失恋し辛くて手首を切ったというのです。「それは辛かったね！」と優しく声をかけるカウンセラーは多いかもしれません。しかし、私はそうは言いません。「私など、何度も振られてきたが、手首を切ったことがない」と伝えると、その女性は「先生は振られ慣れているからいいのです。私は今まで多くの男性を振ってはきたが、振られたのは初めてなのです。初めて振られた私の苦しみは、振られ慣れている先生にはわからないでしょう！」と返ってきました。「初めて振られた私は、世界でもっとも不幸な女なのです。だから辛くて手首を切りました」と。では、振られ慣れている私は何なのでしょう。振られて喜んでいる幸せ者なのでしょうか？　相手の不自然な話を認めると、現実のすべてがひっくり返ってしまうのです。重要なことは、不自然な話に合わせることではなく、しっかりと、現実を示すことなのです。具体的な方法としては、不思議がることです。常に、不思議がりながら相手の話を聴く。決して、不自然な話を肯定しないこと。「そう、辛いのですね。でも、どうしてそうなってしまうのですか？　もう少し説明していただけませんか？」「へェー、そんなこともあるんですか？」などと、とぼけて不思議がることです。その一方で、現実的な話に関しては、「そういうことは、確かにありますね。それはもっともなことです！」と、しっかりと保証することです。

そして、現実とは、あちらを立てればこちらが立たず、相反するさまざまな思いや出来事が存在し、「いたしかたない」「まあいいか……」と受け入れざるを得ないものなのです。思い通りにいかないことを嘆きつつも、目の前の出来事を不思議がり、相反する思いに揺れながら現実に目を向け、まあいいか……とすべてを受け入れていく。その過程には、怒りがあふれ、悲しみがこみ上げ、やがて、それが安心感へと移っていくのです。

裏返して考える

先ほどのように、ウナギと梅干しの食べ合わせが悪いということを、「そうかね、そうかね」と言って聞いていることは、傾聴にはなりません。十二時間前だということをわかったうえで、十二時間ぐらい前に、そのおばあちゃんが何を口にしたのかということを、こちらが聞き出さなければいけないわけです。本人はそのことに気づいていませんから。本人が気づいていることに付き合っていてはいけないのです。相手は素人だからです。相手が気づいていることが的を射たことであれば、とうの昔に問題は解決しているはずだからです。

不登校でも、「いじめられた、学校へ行けなくなった」「あ、そう、今は?」ときいたら、「学校に行ったらクラスを替えてくれた」「それで、その子は?」「もう今は会うことはない」「じゃあ、学校に行けるでしょう」「いや、まだ傷がいえていなくて行けていないんです」。そのようなことはないはずです。問題が解決しているのなら戻れるはずなのに、戻れないというのは、本来の問題が解決したのではなかったということです。なぜそれが本来の問題ではないかというと、気づいている人は専門家ではないからです。専門家でない人が、心当たりだといって的外れな問題にどんなに取り組んだとしても、取り組めば取り組むほど、ますます的はそれていきます。語られていない思い、語られた思いに相反する思いを聴かなければいけないのです。

簡単なことです。裏返せばいいのですから。「上司にいじめられた、上司のことが嫌いだ」と言います。上司のことが嫌いだというのは、上司に対して期待をしていたことが報われなかったから、怒っているのです。ということは、そこには、上司が嫌いなのではなくて、上司に期待をしているという思いがあるということです。われわれが聴かなければいけないことは、言われていることの反対なのです。人間にはいい面と悪い面があります。いい面しか語られていないときには、思いとしては悪い面が存在しているということを認識できればいいのです。

私は面接をするときに、相手が大人でも子どもでも、できるだけ家族歴をきくようにしています。職場の問題であっても、家族の話はききます。たとえば男の人が相談に来て、父親がいて、母親がいたとします。まず家族の構成をきいて、そこに「良し、悪し」と書きます。本人に関しても「良し、悪し」と、とりあえず書いておきます。そして、本人に「どんなことで困っているの?」ときくと、「わたしは小さいときから父親が酒を飲んで暴れて、本当にひどい父親で虐待を受けてきたんだ」という話が出てくるわけです。

父親の悪い話が出てきたら、父の「悪し」のところに×を打ちます。それで「お母さんは?」というと、「そんな父親のもとで、お母さんはわたしをとても一所懸命、苦労して育ててくれた。わたしは母には本当に心から感謝しています」と、母親に対するいい話が出てきます。母の「良し」のところに×を打ちます。「そういうあなたは？」と言うと、「わたしはそんな母親に迷惑をかける、とても悪い子なんです、わがままで」と、出てきます。「ああ、そうか」と言って、本人の「悪し」のところに×を打ちます。

そこで、残っていることが本人の言いたいことです。「ああ、そうか。悪いお父さんだけれども、そんなお父さんでも、わたしのお父さんだから、本当は甘えたい気持ちがあったのだろうな。お母さんが苦労して、わたしのことを育ててくれたことには感謝するけれども、そのようなお母さんにだって、文句を言いたいこともいくつかあるな。迷惑をかけて、自分は悪い、悪いと思っていたけれども、こんなわたしでもいい子でしょう。いいところあるよ」と、本当は言いたいということです。

語られたことは全部×を打って、語られていないことに○をつけて、そこに耳を傾けるというのが傾聴なのです。「お父さんが、酒飲んで暴れていたの、暴力ふるっていたの、辛かったね、ひどいお父さんだね」などというのは傾聴ではありません。これはまずいのです。しかし、これが傾聴だというように語られていることが少なくないようです。それで長年カウンセリングをしても、問題は何の解決もしていません。解決していないのはなぜかというと、傾聴していないからです。繰り返しますが、傾聴というのは語られていない思い、つまり反対のところに耳を傾けることです。悪い話が出てきたときには、本当はいい話がしたい。感謝している話が出てきたときには、でも文句が言いたい。わたしはだめだ、だめだと言っているが、そのようなわたしも認めてほしい、という裏返しのところが語られていないのです。そのように語られていないことがあるのだなと思って、その語られていないところに、われわれが気持ちを向けて、目を向けて、感じ取らなければいけません。

お父さんに甘えたいと思いながらも、暴力を振るって酒を飲んでいるお父さんのことを、お母さんは、「あんなお父さんなんか」といつも言っている。お母さんの手前、お父さんに甘えようと思っても、甘えられないと思えば、その語れない辛さを、われわれが感じ取ってあげるのです。そして、言ってはいけない思いが、そこにあるのだということを、私たちはわかってあげます。恥ずかしい思いとか、言えない思いというのはたくさんあります。「わたしの友だちでこんな人がいて」「いやあ、それはひどいね」と言ったら、本人のことだったりします。恥ずかしくて言えないが、わかってもらいたいときには、友だちを語って話していたりします。しかし、それでも言えない思いというのがあるわけです。

患者さんのなかに、「こんなこと言うと、先生に軽蔑されるかもしれませんけれども」と言

表14　「うつ」の鑑別（自殺の可能性）

病名	症状	訴え	治療
うつ病	・罪業妄想 ・回復期の絶望 ＊万能感の傷つきに耐えられない	・生きていてはいけない ・情けない	・抗うつ薬（三環系） ・精神（心理）療法
不安抑うつ障害（自己愛性障害）	・生活能力の未熟さ ・空想的現実逃避 ＊万能感を保証するため	・消えて無くなりたい ・もっと立派な人間で生き返ってくる	・抗不安薬 ・ＳＳＲＩ ＳＮＲＩ ・精神（心理）療法
躁鬱病（鬱病期） 精神運動性障害	・貧困妄想 ・絶望感 ・苦闘感	・辛い	・抗うつ薬 ・抗躁薬 ・感情調整薬（抗てんかん薬）
統合失調症（破瓜型） 思考障害	・無為自閉 ・幻聴による	・幻聴「飛び降りろ」	・抗精神病薬
非定型精神病（錯乱精神病・統合失調感情障害） 意識障害（錯乱）	・postpsychotic depression ・意識障害（錯乱） ・衝動的攻撃性 ・破壊衝動	・興奮状態	・抗精神病薬 ・感情調整薬（抗てんかん薬）
Schizoid（分裂病質）	・知的統制の破綻 ・情緒的混乱	・生きている意味が見いだせない	・抗精神病薬

表15　精神病性うつ病障害（大うつ病性障害）と不安抑うつ障害

精神病性うつ病障害	不安抑うつ障害
他覚的症状が主	自覚的症状が主
思考の停止・行動抑制	思考は活発・行動は保たれる
体重減少	体重減少は伴わない
強固な睡眠障害	睡眠障害は軽度・昼夜逆転
燥焦感・激越性（自責的）	他者を批判する攻撃性
日内変動（環境に左右されない）	環境に左右される気分の変化
罪業妄想	被害関係念慮
「死にたくないが、生きていてはいけない」	「死ぬ」と安易に口にする
苦闘感	他者に対して「一番の不幸」と訴える
確実な自殺企図	演技的自殺企図
病識欠如（自分は病気ではない）	自分はうつであると強く訴える
（自覚的）抑鬱感は低い	（自覚的）抑鬱感が強い

う人がいます。私は「なんでそんなことで私があなたを軽蔑しなければいけないのだ。そんなことぐらいで人を軽蔑するような人間と思われていることのほうが、私は腹が立つ」と言って、わざと患者さんに怒って返してやります。そこには、私が相手を軽蔑するのではなくて、本人がそのようなことで軽蔑されるのではないかと思って、ずっと相談できなかった問題が存在しているのです。

最後に、「うつ」の鑑別（自殺の可能性）、精神病性うつ病障害（大うつ病障害）と不安抑うつ障害の比較を表にしておきますので、話を聴く際の参考にしてください。

不適応事例への対応手引き

【さまざまなタイプの人への対応】

問題行動を起こす人

「悪い、ダメなヤツだ」などと、本人の人格を否定してはいけない。悪いのは行為（doing）であって人格（存在・being）ではない。

どのような目的で、どのような結果を予測してその行為をしたか。それがどうして予測と違う結果になったかを尋ねる。

「職場が合わない」などと、後になってこんなはずではなかったと言うが、それは予測が間違っていたのだ。

周期的に調子が悪くなる人

（例）年間スケジュールで忙しい時期になると、調子が悪くなる。

周期的に仕事の負担がかかり調子を崩すのは、周期的な病気なのではない。毎年冬になると風邪をひくから風邪は周期的な病気かというとそうではないのと同じ。忙しくなるのがわかっているのだから、それに合わせて仕事をすることが大切。

会社がいやだ、仕事がいやだと言う人

(例)「会社がいやでしかたない」と言い、食欲不振や睡眠障害などが出てきている。

以前はいやと言えていたかどうか。言えなかった人の場合は、言えるようになっただけよい。会社を辞めるか、他の部署に異動するか、自分の責任で上司と相談し、考える。

ただし、現実的に辛さを感じていることには対応しておかないと、追いつめられて自殺する危険がある。

自分のせいだ、自分のおかげだと考える人

「親の言うことを聞いて、いい子でいたから遠足の日に晴れた」などと、子どものころから非現実的な思い込みが刷り込まれていると、すべてが自分の行為と結びついてしまう。過剰な責任感は、非現実的である。

トラウマを抱えている人

「〜で傷ついた」と言ったとき、なぜそうなったのか尋ねる。自分自身に問題があったのか、周りに問題があったのか。「トラウマ」という言葉で済まさないこと。

「他が悪いにしても、ではどうするか考えないと、抱えている問題は解決しない。相手を責めることではなく、自分が考えること」

職位、配置、復職など難しい要求をする人

本人の気持ちを受け止めることと、本人の言いなりになることとは違う。ではどうしていったらいいかを本人の責任で考えさせる。

（例）「ここの部署ではもうだめだ。ここ以外ならどこでもいいから配置転換してほしい」と言っている。

ここ以外ならどこでも大丈夫という漠然とした表現は非現実的。なぜここがいけないのか、どこなら大丈夫だと責任を持って言えるのか、具体的な行き先や仕事内容を考えてもらうこと。

異動させなければ悪化するのかどうか、主治医に意見書を求める。今の職場での問題は何かを明らかにする。しばらく待って、通常の定期異動ではだめなのか。ここ以外ならどこでもやれるというのは本人の誤解。上司や人事課などの第三者が納得できる理由を考えるように伝える。

「負担を軽くするためには、場合によっては異動ではなく休むほうが有効かもしれません。異動はストレスもかかりますし、負担もかかりますしね」と伝え、異動という小手先の対応でごまかさず、不適応の問題そのものを解決すること。

自我が未熟な人

自我の未熟さを自分で受け入れることが第一歩。次に本人が判断できるような現実を示すこと。そして本人に選択させること。

「今回はあなたの言うとおりにやってみるけれど、もしだめだったらその後は難しくなりますよ」と伝える。

実際だめだった場合は、「今回はあなたの言うとおりにやってみたけれど、やはりだめだった（休職した、再び休みはじめた、症状がぶり返したなど）。だめだったのはなぜだと思いますか？」と本人に尋ねる。この場合、決して責めてはいけない。

（例）「会社・人事課・健康管理室が精神的病気のことをわかっていない、会社は融通がきかない、対応が機械的だ」と言っている。

「そうですね。でも会社というのはそういうところなのですよ」と現実を示す。

（例）仕事と育児の両立など何もかも自分一人で抱え込み、客観的にみて無理をしている。結果的に、無理な状況を会社が手助けするのが当たり前だと言ってくる。自分は大変な思いをしているのだから、有給休暇以外にも休みを認めてほしいと申し出をしている。

すべてのことが思い通りになると思っているので、思い通りにならないと許せない。

「あなた自身がこれから先健康な生活を送るには、無理をしないほうがよいのでは。何かを犠牲にしなければ、物事は進んでいかないものなのですよ」と話す。

不調を持病のせいにする人―疾病利得―

（例）仕事がうまくこなせないのは、体調が悪いせいだ。

身体症状に責任転嫁しようとしている。「そうだね、そうだね」と簡単に言ってしまわないこと。「辛かったですね。でも皆そうなのですよ。世の中はそういうものなのですよ。上手に仕事はこなさないとね」と個人的なことでなく、一般的なこと、現実的なこととして話をしていくとよい。

自分のことをよく話す人

人に話をすれば、話を聞いた相手が代わりに責任を負ってくれると思っているから話す。「ああ、そうなのね」と言いつつ、「あなたはそのことをどう思いますか？　どう考えますか？」と話の中で、ときどき本人に話を返すとよい。回答が得られなければ、「あなた自身が考えないとね」と伝える。

ころころと言うことが変わる人

（例）「復職したい」と言いながら、いざ復職が決まると「もう少し様子を見たい」と言うなど、重要な決断を簡単に覆す。

現実的責任を持って判断ができない人。こちらが、毅然とした態度を示さないと、かえって信用をなくす。

気力がない人

うつ病の場合は「体が動かない、頭が働かない」のだが、主体性がなく、妻や親切な上司などに指示してもらわないと何をしていいかわからず困ってしまう人が、「気力がない」という言葉を使う。

判断ができない人

主体性がなくて判断できないのか、評価を気にして自分の判断を述べることを恐れているのか？　後者の場合、思い通りの意見が言えないことを辛く感じているが、前者は意見を求められることに困ってしまう。

問題行動を起こす人

――会社がどう評価しているか、本人に伝える

「仕事ができる能力があったとしても、使い方が間違っていれば正しく評価されない。仕事上の一つ二つの失敗より、社会性が欠けている方が問題である」と本人に伝える。

能力不足で解雇・降格されることを恐れている人

本人も自分が職務を果たせているとは思っていないので余計に不安になっている。

――現実を示すこと

「この点ではあなたの仕事の能力を高く評価をしているが、別な面であなたにはこういう問題がでている。今は問題よりもよい評価のほうが上回っているが、この先問題のほうがよい評価よりも上回ってくると困る。この先あなたに長く会社に勤めてもらうにはどうしたらよいか、あなたの意見を聞きたい」と本人に伝える。

現実に生じている問題行動をしっかりと本人に示して、話し合っていくこと。本人のいないところで事を決めてしまわないこと。

人を通じてクレームをつける人

(例) 社内の同僚を通じて、上司に自分の不満を伝える人。

人にあれこれ言わせながら、後で何かあると「あの人が勝手にそう言っただけ」と責任をなすりつける。

――自分の責任で話をさせる

メッセンジャー役の人に、「あれこれ言わせておきながら、『おまえが勝手に言った』となりますよ。後になって責任をとらされるのも困りますよね。本人の気持ちは、自分自身でしゃべらせるようにしましょう」と伝える。

誰かれなく相談を持ちかける人

(例) 人前で泣いたり、長い相談話をしたりするので周りが困っている。

——淡々と接すること

「私に話しをされても、私ではどうしていいのかわからないから保健師や精神科顧問医、臨床心理士に話してみたら?」と、できるだけ親切に他につなぎ、次の日「保健師さんのところには行った?」と声をかける。行っていなかったら、「じゃあそんなに困っていないのね、それならいいわ」と返す。腫れ物に触りたくない状況であれば、触らなくてよい。ただし無視するのではなく、冷静に対応する。本人が気に入るような対応をしてもらえないだけのこと。声をかけたほうがよいか、放っておいたほうがよいかについては、本人が保健師や臨床心理士などと話すほど困ってはいない状況であれば、声をかける必要はない。

人前で泣く人

泣くのは、悲しいからではなく、「怒っている」から。

「何を怒っているの?」と問い続ける。

なんでも思い通りにいくのが当たり前と思っているので、思い通りにならないと「いじめられている」「辛い」ととる。

周りの理解がないと言う人

自分から、きちんと周りに働きかけをしているかを確認する。

言わなければ、人には伝わらないことをしっかりと伝える。

なった人にしかわからないと言う人

「なった人にしかわからないというのは当然のこと。でも、周りの人に皆、あなたと同じようになれというのは無理ですよね。あなた自身の問題を、何でも周りの人に理解を求めることは難しいですよね。同じように、あなたは、周りの人のことをわかっていないんですから」と伝える。

自律神経失調症の人

自律神経失調症という症状をきたしている情緒的（心理的）原因は何かをしっかりと考えるよう、精神科顧問医や臨床心理士につなげること。意識していない気持ちに目を向けるには、専門家の面接を受けること。

心理・精神的不調になったことが出世に響くのでは……と言う人

心理・精神的不調が昇進に響くのではなく、現実適応できない（仕事がうまくこなせないから昇進しない）問題が先にある。現実適応能力が高まり仕事がうまくこなせるようになれば、不調も解決し昇進も可能になる。

上司、人事、産業医、家族には言わないでと言う人

「話の内容によっては、他の関係者に相談して適切な対応をすることになる。私一人があなたの話を抱え込むことはできない」とはっきりと伝えておく。

ただし、本人の代わりに「伝言役」を担わされないように気をつけること。

相談業務を行う場合には、生命の危機、事件性がある場合は、関係機関に連絡することを、あらかじめ伝えておく。

個人情報保護法でも、生命の危機、事件性のある場合は本人の承諾を超えて対応することが許されている。ただし、この場合でも精神科顧問医などの専門家に確認をとっておくことが望まれる。

「今から自殺するのだが、誰にも言わないと約束してくれ……」と言われて、約束してはいけない。

勢いだけの人

若いうちは勢いだけで仕事がこなせるが、いずれ仕事の質が変わり判断と責任を求められるようになると、勢いだけの人は行き詰まってしまう。仕事は、考えてこなすものである。

自分から言えない人、聞けない人

常にきちんとしなければいけないと思い込んでいる人。失敗すると「悪い子ね、ダメな子ね」と存在を否定するような言われ方をされてきた人。失敗を恐れて何もしないことよりも、失敗しながら成長することが大切だと伝える。わからないこと、できないことを認めることから成長が始まる。

行為と存在は、まったく違う次元のものである。行為は間違っていても存在は否定されない。

求められる仕事ができない人

――職務負担と給料はセット

「今後の仕事があなたにとって負担になるようであれば、あなたにとってよりよい仕事の仕方を考えていく必要があります。会社にとっても、あなたにとっても、長く仕事を続けていただくためには、しっかりと考える必要があります」と説明し、降格も選択肢の一つとして考えていく。

仕事を自分で抱え込む人

・ほかの人に任せられない。自分が一番だと決め込み、他の人を信用していない。
・自分のなかで整理できてないため、人に説明できず自分でやってしまう。
・他の人のほうが自分より仕事ができてしまったら、自分はいらないと言われるのではと不安になり、自分のした仕事を人に見せようとしない。……など。

「私がいないと回っていかない」と、下の人に仕事を渡せずどんどん抱え込んでしまう。その結果、その人が抜けたときに他の人が困ることになる（実際にはそれでも回っていくのだが）。

「あなたは大切な存在ですが、会社は組織で動いていますので、周囲と協力して仕事をこなしていくことが大事です」と伝える。

【休業前の対応】

休んだほうがいいと言われても「休みたくない」と言う人

（例）遅刻や欠勤がひどい。上司から休んだほうがいいと言われても、「俺は病気じゃない」

と言って言うことを聞かない。
何よりもまず、休職によってその後の不利益を被ることはないことを説明すること。

――会社の安全配慮義務

「不安定な人を勤務させることは、会社として安全配慮義務が問われることになります。途中で何か事故など起きた場合に、会社は病気があるとわかっていたのに働かせた、ということになってしまいます。会社はあなたの安全を守る義務があります。今は、しっかり休んで治療に専念してください」

――本人の将来を考慮

「あなたの身体のことが心配ですし、このまま遅刻や欠勤を続けることはあなた自身の立場も悪くなるので、しっかり身体を治したほうがよいと思います」

「ダムに例えるなら、今はヒビが入った状態。今なら直すのも簡単。一度、決壊してしまうと修復も大変だし、以前ほどの水位も保たれない。ここで無理をしてつぶれてしまうと、今度は以前できていた仕事もできなくなってしまいます」

「スムーズに復職を進めるためには、早めに休むことが肝要です」

――労務提供可能であることの証明を得る

「どうしてもと言われるのであれば、主治医の先生から仕事ができるという証明（診断書）をもらってきてください」

「このまま無理をさせて大事に至ってはと心配しています。就労を続けさせたほうがよいか、短期間でもお休みさせたほうがよいか、ご意見をお聞かせください」と主治医に意見書を求める。

周りからみて明らかに会社に出て仕事ができる状況ではないのに、本人が大丈夫だと言い張るということは、本人の判断能力の障害を認めるものであり、本人の判断の是非を主治医に確認する必要がある。〈うつ病の場合は、病識欠如で現実的判断能力が障害されており、自殺予防のためにも本人の意見ではなく主治医の意見を確認すること〉

このような場合には、家族と連絡をとり、できるだけ早く家族に責任を委ねていくこと。

退職をすると申し出た場合

うつ病の罪業妄想など判断能力が低下している状態での退職の申し出の可能性もあり、すぐに受理するのではなく、主治医に現実検討能力について確認をとること。

現実的な判断による退職の申し出ならば受理してもよいが、うつ病の症状によるものであれば受理せずに治療を優先させること。

遅刻、欠勤を繰り返す人

社会人として、遅刻や欠勤が繰り返されることは通常許されない。体調不良など事情はどうであれ、勤務する以上はきちんとするように伝える。勤務に支障が出るようならば、仕事を休んで治療に専念するように伝える。

単身生活者で実家に帰って療養するよう勧めてもNoと言う人

（例）休業中。食事や睡眠など日常生活に支障があるため、自宅療養を勧めたにもかかわらず単身生活を続けている。

単身生活でよいかどうか、主治医に文書で確認をとっておく。

会社として、休職中の生活状態に関しては把握しかねるので、何か事が起きても対応ができない。できる限り、家族の下で静養するように伝えることが望ましい。

受診したがらない人

（例）「心臓が悪い、医者から無理しないよう言われている」と言って休憩時間でもないのに長く休憩をとっている。その一方で、定期受診をせず、診断書も提出されない。深酒を飲むなど生活態度にも問題があり、周りの反感を買っている。

会社として、従業員を安全に勤務させる責任を負っていることを伝え、主治医の意見を伺ったうえで、精神科顧問医、産業医の指示に基づいて今後の勤務のあり方を決めていくこと。

会社として安全配慮義務があるのと同様、雇われる側も健康で安全に仕事ができるように努力することが大切と伝える。

受診するまでではないが問題を抱えている人

問題を本人に理解させるための対応をしていく。本人に、周りが困っていることを伝え、考えさせる。本人が一方的に悪いと決めつけてはいけないが、周りが困っているという事実を本人に隠すことも不自然である。

失踪して戻ってきた人

失踪したときの記憶があるかどうか。

記憶がない場合：心因性遁走で乖離状態にあったと考えられる。いやなことの自覚に欠ける。医療機関の受診を勧める。

記憶がある場合：わかっていてどこかに行ったのであれば、いやなことは自覚している。ただ失踪という社会的にやってはいけないことをやってしまうという点では幼稚な行動。

①なぜ失踪したのか　②他に方法はなかったかを確認する。

ここで解決しておかないと先々困ることになる。

【休職に際しての対応】

就業規則を熟知して休みを繰り返し取っている人

「手続きがきちんととられているので会社としては問題がないのですが、あなただけが単独で休みを取り続けるのは、他の従業員との協調性が欠けているような気がします。あなた自身はどう思いますか？　主治医と相談していますか？」と本人に尋ねる。

手続きがきちんととられているにもかかわらず周りからの文句が出ているようであれば、それは会社の雰囲気や規則そのものに問題がある。

休職中、仕事のことは考えないようにしていると言う人

仕事を休んでいる間仕事のことは考えない、というのは復職につながらない。なぜ休職になったのか、これから先繰り返さないためにはどうしていくかを考えておく必要はある。

仕事のことを考えると、気分が悪くなるというのであれば、復職は望めない。

休職中、家にいても暇だから仕事に戻りたいと言う人

主体性がないので、自分でやることを考えられない。会社に行けば仕事を与えてくれる

ので、困らないで済む。

会社を私物化しないように。会社は暇つぶしの場ではない。

休職中、非常にアクティブな人

それを何のためにやっているかが問題。休職に至った自分自身の問題を解決するための行為であれば評価される。海外旅行は元気に行けるが仕事に戻る元気はまだない、というのはおかしな話である。

長期休職中の人に会社から積極的に働きかけるべきか？

休職、傷病手当金等の諸制度は、復職するための制度である。

復職を前提として適切な治療を受けているか、その経過がどうか確認をすることは必要。休職に至った理由、その改善方法、今後繰り返さないための工夫など、これまでの経緯を主治医と具体的に話し合い、問題解決しているかを確認しておくように伝える。

ただ休んでいて時間だけが過ぎてもしかたがない。何となく調子を崩し、何となく休職し、何となく復職することは避けなければならない。

【復職に際しての対応】

病識がなく、治療半ばで復職したがっている人
――会社の意向をはっきり伝える

「今回はすぐに仕事に戻すけれども、再び体調を崩すことがあれば、そのときには長期に休んで、治療に専念し、しっかりと治してから復職してもらうよ」と伝える。

会社としての対応をはっきりと伝える。「現時点では、もとの職場で○○という仕事を用意している」「××への異動を予定している」など、復職時の仕事の見通しを伝える。

本人が「戻りたい」と言ったから戻すのではいけない。どういう仕事ができるか、できないか。

今回どうして休んだか、理由を自覚しているかを本人と会社、主治医との間で確認しておくこと。

なぜ休むことになったのか、その問題がどのように改善して復職できるようになったのかを本人の口から確認すること。会社が配慮をする場合は、その配慮の具合について本人に伝えておくこと。

転んで骨折した場合、骨折が治れば復職はできるが、なぜ転倒したのか、理由がわかっ

ていないとまた同じことを繰り返すのと同じこと。再発防止について具体的に話し合うこと。

復職後の仕事について「とりあえずやってみなければわからない」と言う人

会社はとりあえずやってみなければわからないというレベルでは仕事に戻すことはできない。見通しを立ててもらわなくてはならない。

とりあえず本人がやりたがったからやらせてみたとしても、事故が起きた場合は会社の責任になる。

リハビリ出勤を希望している人

会社はリハビリ施設ではない。リハビリティションは、病院、クリニックで受けるように。職場不適応者のための社会復帰訓練としてのプログラムを持つデイケア施設が増えてきている。

調子がよいので考えたくないと言う人

(例) 今は調子がいいので、なぜ休職したのかというやなことは考えたくないと言う。

調子がよいときにこそ、自分自身の問題をしっかりと考えるように説明する。

しっかりと考えておかなければ、また、同じことを繰り返してしまう。調子の悪いときは、考える余裕がない。

【就業制限について】

就業制限を守れない人

(例) 遅刻をしていて指導があったら、今度は制限を超えて残業するようになった。

会社を私物化している。自己責任と会社の責任についてしっかりと話し合うことが大切。

(例) 時間外労働禁止の制限が付いている状況で、残業を二時間している。本人はやれているから自信になったといい、上司は本人がやりたいというのでついやらせてしまったという。

事故が起きたときの責任は会社が負うことになる。残業をさせるのであれば、主治医の意見書をとって制限解除の手続きをとること。

会社は配慮の配慮をすべきか
――考えるのは本人

会社は、配慮はするが、どのような配慮が必要なのかを考えるのは自分自身である。会社は本人の事情を詳しく知らないので、会社が配慮の中身を考えることは無理。本人と相談し、どういう仕事ならできるのかを決めていく。主治医に「今仕事量を三分の一に減らしているが、これ以上減らすのは難しい。どうしたらよいか」などと、具体的な内容で意見書を求める。

配慮をしている場合、配慮をしている程度、具合については本人にはっきりと伝え、本人の責任で話し合っていくこと。

（例）出張について主治医からＯＫと言われ出張させたが、やはり出張後調子を崩した。出張させた自分が悪かったのか、と上司が悩んでいる。

上司一人が過剰な責任感で抱え込むのはよくない。会社、上司、本人、主治医のそれぞれの責任で事を決めていくこと。

就業制限解除を望む人

会社側が安心して業務を任せられる状態と判断できればよいが、心配な場合は、「三か月に一回保健師と面談する」という内容でもかまわないので、何か制限をつけて、会社が就業中の配慮を行っている、健康管理上の注意を払っていることを示しておいたほうがよい。がんばってやらなければいけない状況だと続かない。長く仕事をしようと思ったらどうしたらよいかをしっかりと考えておくことが大切。無理をしないために、制限をつけておくことも一つの方法。無理が続けばいつか不適応となる。

(例)「時間外労働の制限」を解除したい。

時間外云々の前に、仕事量の面で配慮がされていたかどうか。配慮されていれば、今の業務が配慮なしの通常の状態に戻っているか確認したうえで、次の段階として時間外労働制限等の解除を考える。

「無理せずに今のままでいってはどうか。それも長く会社で仕事を続けていく方法の一つですよ」

「靴を選ぶときは、自分にぴったりのサイズを選ぶはず。わざわざ大きなサイズを選ばない。成長して靴が小さくなってから、大きな靴に履き替えるべき。あなたの場合は、今のままがいいのですよ」

過重労働を気にしていない

産業医から改善を求められているにもかかわらず改善案等出ていないのであれば、上司の労務管理上の問題であり、人事の問題である。必要であれば臨床心理士面談で本人や上司のパーソナリティーに目を向け、自己過信や強迫観念等により仕事量増が起こっていないかどうかを査定する。もし何かあった場合、会社は職務との因果関係がないことを証明しなければ労災の適用となる。

――本人の同意を得て家族に状況を説明する

「産業医、精神科顧問医から改善するように言われているが、本人と上司は……と言っている。奥さんとしてはどう考えていらっしゃるか、できれば面談に参加いただきたい。会社のため、家族のために働いているのに、命を落とされては困りますからね」と家族に伝える。

男性の立場、女性の立場のそれぞれから発言できるように、スタッフを男女そろえておくとよい。

(例) 本人は夜中三時まで残業をしているが、上司は「そんなに忙しくはないはずだ」と言っている。

本人が自己判断で夜中の三時まで会社に残っていたとしても、責任は会社にある。時間管理は品質管理の原点。制度と現実との間に大きなズレがあるのであれば、人事、部門、組合で話し合いをし、規則を現実的なものに変えていくこと。就業時間管理をきちんとするように。

(例) 自己啓発のために残ってパソコンを勉強している

自己判断による自己啓発といっても、会社に残っている以上残業となり会社の責任になる。個人的な趣味の範囲ならば、会社を私物化していることにもなる。個人の都合による自己啓発は会社外で行うべきで、会社にとって必要な場合は業務(研修)扱いにするのが望ましい。

【上司について】

仕事を与えると「病気だ、調子が悪い」と言うので上司が困っている

特別扱いせず、他の人と同じように扱うこと。振り回されない。気にしない。「病気だから仕事ができない」と言うのであれば、休職してしっかり治療を受けるように勧める。調子は悪いが、「病院には行きたくない」と言うのであれば、「診断書が出ていないのであれば病気として認められず、職務怠慢になってしまう」と伝え、しっかりと受診し治療を受けるように勧める。

上司（周り）から相談があった人

本人に周りが「困っている」こと、「心配している」ことを伝え、早めに臨床心理士等につなぐ。

直接本人だけに来てもらうのではなく、まず相談者と本人にいっしょに来てもらい、本人同席のところで相談者から状況を説明してもらう。そのうえで本人に「あなたはどう思いますか?」と尋ねる。

――困っている人に対応する

「他者から相談を受けて困っている」という人がいれば、困っているその人の面談をし、なぜ抱え込んでしまうのか、上手にかわして放っておけるようにアドバイスをする。本人から頼まれていないのにもかかわらず、何とかしてあげたいなどと親切心を抱かないこと。「危ない、川に落ちるよ！」と親切心で声をかけても、振り向いた拍子に足元のバランスを崩して川に落ちたら、声をかけた人のせいにされる。いつでも手をさしのべられる態勢を整えつつ、できる限り黙ってみていること。

（例）「このままでは体調を崩して休まないといけなくなるかもしれない……」と言っている人。

本人が変わるか会社が変わるかどちらかしかない。「雨が降るかも……」と言っても、降るときには降る。そうしたら雨宿りをするか傘を用意するか、何か対処をしなければ、結局は雨に降られぬれることになる。それと同じ。

上司が管理監督者としての役割を果たしていない

（例）遅刻、欠勤が目立っているにもかかわらず上司が黙認している

上司の個人的判断が、結果的に会社の責任になる。上司が会社を私物化していることになる。

上司の個人的判断で社内規定を逸脱することは許されない。

安全・労務担当の役職者を通じて上司に管理監督者としてのとるべき態度を説明する。

(例) 勤怠に問題があるにもかかわらず、本人のためにと上司が融通をきかせている。

本人にとって都合のいい上司。上司と部下との間で、いい人ごっこをしていてはいけない。上司が、責任の範囲を超え無責任な対応をしていることになる。

人事・労務担当役職者から上司としての管理責任能力上の問題を指摘してもらうこと。

職場が過剰な配慮をしている

(例) 降格、異動など本人の生活のことを考えると……と周りが悩んでいる。

――本人に考えさせる
本人の生活を考える責任は本人にある。どのような選択をするかは本人が決めること。上司を替えてほしいと本人が言ったから替えた、配置転換を希望したから替えたなど、本人の言うままに非現実的な配慮を会社が行うことは、本人の非現実的な思いを助長することになる。

上司や周りが本人の責任を肩代わりしてしまうと、それをやめたときに、本人は「見放された」と受け止める。

配慮をしても、本人の対応能力は高まらない。大切なことは現実を示すこと。そうしないと、本人はいつまでたっても気づかない。

能力が欠けていると思われる場合は、「あなたはこういうことは優れているが、こういうことは苦手なようだから……」と本人に伝える（この場合、必ず能力を認める発言も含めておくこと）。

本人の現実的な申し出に対しては、できるだけ配慮をすることは必要。

――責任をとるべき人が責任をとること

相手のことなのに、相手の責任を肩代わりすることは本人のためにならない。

職場においてどこまで責任が明確になっているか、確認しておくこと。

対応に困っている上司への働きかけ

――相手の言っていることを簡単にわかったふりをしない

大事なことは、復職、休職など事を進めることではなく、わかっていないことをわかるようにすること。そのためには何度でも説明させること。言葉で明確に語ったことだけに目を向けること。気を遣って、わかってしまわないこと。相手の考えを先取りしない＝相手の責任を負わない。

本人が「大変だ」と言っていないのに「大変ね」と言わない。「どうなるのかしら、困ったわね」とだけ返す。

部下の出来が悪いと悩む人

上司は部下のミスも計画に入れて考えていく必要がある。部下のミスを予測するのが上司の仕事である。それが、部下の教育につながる。

部下の仕事を抱え込む上司

（例）部下の仕事を上司が代わりに片付けている。

「そこまで一人で抱え込まないように。上司のあなたがうつになってしまっても困ります。あなたが上司で肩代わりしている間はいいですが、あなたが異動した後、部下も次の上司も困ることになります」と改善を促す。

上司がもっとやれると言う

（例）復職後に、「新入社員のころの仕事振りを思うと、もっとがんばれるはずなのだが……」と上司が言っている。

新入社員の仕事内容（仕事の質）に戻せばできるということ。そうであれば、それ以上を望まず、退職まで新入社員の仕事量のままで保証すること。上司の勝手な判断は禁物。

【その他】

家族が本人への接し方で悩んでいる

本人も家族も苦しんでいる。誰かを責めるのではなく、これは病気なので専門家にまかせること。病気であれば治療のための休職を会社は保証することができる。逆にいえば、病気でなければ（と診断されなければ）保証できない。

職場のメンタルヘルス意識を上げるために

仕事をこなすためにどういう能力を必要とするのかを、年齢や役職ごとに明確にし、常に職員間で話題にしていくこと。

産業医、精神科顧問医と主治医について

企業においては、産業医の判断のほうが主治医の判断よりも優先される。

主治医は本人の仕事の内容を知らない、本人は医学的知識がない。しかし産業医はその両方があるので的確な判断ができる。

主治医は会社の事情がわからないので、本人が大丈夫といえば大丈夫としてしまう。

本人の了解を得て、産業医と主治医との間で意見交換を行うのがよい。
産業医に加えて精神科顧問医を置くことが望ましい。

仕事について

――仕事の種類

仕事には、①問題を作る人　②問題の答えを見つけ出す人　③出された答えに従う人の三つがある。②の人は現場のことも知る必要がある。③の人が問題を解けるかどうかはわからない。マネージメントのうえでは、①より②の力が大事。①～③の役割分担が保たれているかどうかが大事。

――仕事の質と量

仕事には質と量がある。量の変化に耐えられても、質の変化に耐えられるか。本人にもその点については自覚をもってもらい、異動、昇進などの際に考えなければならない。
若いときは量をこなすが、年齢とともに質の変化を考えなくてはいけない。高齢者は、体力がなくなり若いときのように量がこなせなくても、経験が仕事の質を高めるものである。

【事例対応のマニュアル】

1　事例A：相談から始まる場合

上司、安全・防災担当役職者、同僚、人事・労務担当者より相談を受ける。または本人から相談を受ける。

(1)　相談者との面談による状況確認

・相談者と面談の機会を持ち、状況確認をする。

・勤怠に関するトラブルも話の中に出てくるが、健康管理室としてはあくまで勤怠のトラブルの背景にある心理・精神的健康問題に対して目を向け対応する旨伝え、労務管理上の問題については、上司を通じて人事・労務担当部署へ相談するよう伝える。

(2)　本人との面談による状況確認

・本人と面談の機会を持ち、疾病の状況、体調等について状況確認する。必要であれば上司にも同席してもらう。

・可能であれば本人の了解を得て、投映法心理検査（バウムテスト）を実施。バウムテストの結果は後日、精神科顧問医または臨床心理士が所見を本人に伝える。

（3）外部専門家につなぐ

・必要であれば医療機関、臨床心理相談機関など外部専門機関を紹介しつなぐ。
・紹介後は受診したか、受診結果はどうか確認をする。
・受診時、必要なら上司・保健師が同行する。
・その後面談等による受診の継続の確認、状況の確認等行う。

＊本人が受診をいやがる場合

・「受診する必要がない」と言ったら、「その判断を専門家にしてもらうために受診を」と勧める。
・必要であれば業務の範囲として受診させる。
・個人情報保護法に配慮しつつ、本人の同意の下、家族と密に連絡をとっていくこと。
・本人に判断能力がないと思われる場合は、本人の意思を超えて家族の判断を求めることになる。が、その場合、精神科顧問医に「本人の現実判断能力に障害がある旨」の確認をとっておくこと。

（4）精神科顧問医、臨床心理士に報告、相談する

・定期的に精神科顧問医に報告、相談し助言を得る。緊急の場合はメールや電話にて相談し助言を得る。または臨床心理士にメールや電話にて相談し助言を得る。
・必要に応じて、精神科顧問医あるいは臨床心理士の面談につなぐ。

（5）産業医に報告、相談する

・産業医に報告、相談し助言を得る。緊急の場合はメールや電話にて助言を得る。

・精神科顧問医からうけた助言についてもあわせて報告をする。

（6）安全・防災管理監督者に報告、相談する

・勤怠の問題が絡むケース、上司の対応に問題があるケース、緊急を要するケース、心理・精神疾患または身体に問題があって対応しているケースは、安全・防災担当管理監督者にも報告、相談し指示をあおぐ。

2　勤怠状況の悪化、休業の必要性が出てきたら

・本人に休業を勧める

・本人面談、本人・上司面談にて、休業し治療に専念するよう勧める。

・上司からも休業を勧めてもらう。

・必要であれば安全・防災担当管理監督者から、上司、人事・労務担当者に連絡をとってもらい、両者の理解と協力を得る。

＊本人が休業をいやがる場合

・健康管理室からは身体のこと（食事、睡眠）を中心に心配している旨伝える。

・明日から出られるといいつつ出て来られていない現実を伝える。それでは仕事をまかせ

られないし、無理をすることで自分自身の評価を下げる（社会的信頼を失う）危険がある旨を伝える。

・将来ある身なので長い人生の先のことを考え、今は無理せずしっかり休んで元気になってほしい旨を伝える。

・復職のしくみ、休業に関する会社の制度を説明し、安心させる。

・会社の安全配慮義務上、今の状態では仕事をさせられない旨を伝える。

・人事総務部から（労務管理上）休業が必要な状況である旨を伝えていただく。

・本人の承諾を得て部門から家族と連絡をとり、状況を報告し、家族から休業を勧めていただく。必要であれば家族も交えた面談の場を設ける。

3　事例B：心理・精神疾患による休業

部門から診断書や傷病休業報告等により心理・精神疾患で休業との連絡が入る。

・上司との面談等による状況確認

・上司と面談、電話やメールにてケース発生の状況、現在の治療状況等について確認する。

以下、事例A、Bとも同じ。

4　休業することになったら

・単身者の場合は、日常生活を送るうえでもできるだけ本人の負担をなくし療養に専念できるよう、また安全確保と確認ができるよう家族のもとでの療養を勧める。できれば家族にもその意向を伝え、休業中は会社から家族に責任を委ねることを確認しておく。

・本人が単身での療養を望んでいるときは、会社としての意向（家族のもとでの療養を勧める）を示したうえで、本人、主治医、家族で話し合って療養先を決めていただく。主治医から単身療養を認める旨の意見書を得ておく。

・就業規則に照らし合わせて、休業中は定期的に会社に対して本人から状況報告をするように伝える。

・原則として、休業中に健康管理室から呼び出しによる一方的な面接は行わない。

〈理由〉

・休業中に会社・健康管理室から呼び出されたためにかえって調子が悪くなったと訴えられることを防ぐため。

・会社・健康管理室ではなく本人に自分の行動の責任を持たせるため。

・万が一事故が生じた場合の責任が不明確なため。

・場合によっては状況確認や休業中の過ごし方のアドバイス等のため、面談をすることもありうるが、その際も面談について本人の意思を確認し本人からの希望という形をとるようにする。
・休業期間が長くなり（六か月以上）、休職となるような場合には、節目の状況確認のため、保健師、臨床心理士、精神科顧問医、産業医などによる面談を行う。

5　復職の手続き

・心理・精神疾患の場合、休業日数が短くても復職面談（審査会）を行うのが望ましい。面談対象となるかどうかは産業医・精神科顧問医、安全・防災役職者に確認する。復職面談でなくても、復職後、産業医・精神科顧問医による面談を行い、状況を確認することが望ましい。
・心理・精神疾患で復職する場合には、産業医による復職面談の前に、精神科顧問医・臨床心理士による事前面談の場を設け、心の専門家からみて復職可能かどうか検討していただく。事前面談で復職可能となったら、産業医による復職面談の日程調整を進めていく。休業に入る際に、この流れについて本人・上司に説明しておく。主治医の診断書も事前面談の時点で提出いただけるよう準備を依頼しておく。

［精神科顧問医・臨床心理士による事前面談で確認すること］
いずれの質問にもできるだけ具体的に回答いただく。
①なぜ調子を崩したか。

・現実不適応に関する具体的な問題の整理がなされていることが重要。
②なぜ復職しようと思ったか。
・「家にいても暇だから」「そろそろ戻ったらと人から言われたから」では答えにならない。
③なぜ復職できると思ったか。
・「体力が戻ったから」では×。心と身体は別である。
・「元気になったから」など、具体的に問題解決が語られないのは×。
・ポイントは自分の休みをどう捉えているか。振り返りができていれば○。
④休む前と今とでは、何が違うか。
・会社の状況（＝環境）は休む前と同じという現実に対し、自分をどう適合させていくかが今後の課題。
⑤あなたのできること・できないことは何か。仕事に戻ってやっていける自信はどれくらいあるか。
・「百パーセント大丈夫」は非現実的。
・「七十～八十パーセントの自信、二十～三十パーセントの不安」が自然な範囲。復職の際の不安は、あって当然。
⑥（上司に）聞いておきたいことはあるか。
⑦再発予防策として自分が気をつけておきたいことはあるか。

・本人の話の中で気になったことがあれば、「これで復職となりますが、○○という点が心配なので、今後はこの点に気をつけていただくとよいかと思います。今後またフォローアップ面談でお話していきましょう」と伝える。

⑧休職時の自分みたいな人がいたら、どうアドバイスするか。

・この問いへの回答で自分の振り返りができているか、心の快復状態を知ることができる。

・復職面談：あらかじめ産業医にケースの経過、精神科顧問医・臨床心理士による事前面談の結果、主治医診断書を見せ、説明をしておく。

・復職検討会：精神科顧問医・産業医の面接結果をもとに、復職検討会を行う。復職後従事する職務内容を検討し、具体的に復職計画を立てる。

・主治医意見書：復職検討会での復職計画を文書で主治医に示し、主治医の意見書をとる。

・復職決定：主治医の意見書の内容を産業医・精神科顧問医に報告し、意見を求める。問題がなければ、復職を決定する。

6　復職後

・復職日当日、出社状況について上司にメール等で確認する。

・復職後定期的に本人、上司にメール等で状況を確認する。

・復職後二週間ほどたった時点で、面談を設定し状況確認するとよい。
・復職後は定期的に面談を行い、状況確認を行う。一か月毎から徐々に間隔をのばし、状態が安定してきても、精神科顧問医・産業医の判断を仰ぎ、長期的に様子を確認していく。
・面談を行った際は、上司にも面談を行った旨を報告するとともに、必要であれば上司からみた印象などを報告いただくとよい。必要であれば上司にも面談に同席いただくか、別に上司面談の機会を設ける。
・就業制限があり、制限に期限がある人は、その期限近くになったら状況を確認し、制限の継続・変更・解除について主治医に意見書を求める。意見書が届いたら、精神科顧問医・産業医による面談を設定し、制限の継続・変更・解除を決定する。
・随時　精神科顧問医、産業医に報告・相談し助言を得る。

著者紹介

古井　景　（ふるい　ひかり）

一九六二年、愛知県に生まれる。一九九一年、愛知医科大学大学院博士課程満期退学。同年七月博士（医学）取得。

小児科医として研修の後、精神科医師として、また、臨床心理士として乳幼児、児童・思春期、成人期の不適応状態への対応や治療にかかわる。現在、愛知淑徳大学コミュニケーション学部・同大学院心理学研究科教授。愛知淑徳大学クリニック心療内科・精神科担当医師。愛知淑徳大学心理臨床相談室指導相談員。

保健所でのパパママ教室、沐浴指導、育児相談、乳幼児健診に従事し、学校教育関係での研修会、企業でのメンタルヘルス対策に積極的にかかわっている。

医師、精神保健指定医、臨床心理士、日本精神分析学会認定精神療法医、日本産業精神保健学会産業精神保健専門職等の資格を有する。

共著に『医療現場に生かす臨床心理学』（朱鷺書房）、『心理療法の実践』（北樹出版）、『心理療法ハンドブック』（創元社）。

愛知淑徳大学クリニック　ホームページ　http://www.aasa.ac.jp/clinic/index.html

ゴム風船の中で生きる若者たち
自称「うつ病」とその対応

２００６年７月29日　初版第一刷　発行
２００９年４月10日　初版第二刷　発行

著者　古井　景

発行者　ゆいぽおと
〒４６１－０００１
名古屋市東区泉一丁目15－23
電話　０５２（９５５）８０４６
ファックス　０５２（９５５）８０４７

発売元　ＫＴＣ中央出版
〒１０７－００６２
東京都港区南青山６－１－６－201

印刷・製本　モリモト印刷株式会社

内容に関するお問い合わせ、ご注文などは、
すべて右記ゆいぽおとまでお願いします。
乱丁、落丁本はお取り替えいたします。

ISBN978-4-87758-405-4 C0011

ゆいぽおとでは、
ふつうの人が暮らしのなかで、
少し立ち止まって考えてみたくなることを大切にします。
テーマとなるのは、たとえば、いのち、自然、こども、歴史など。
長く読み継いでいってほしいこと、
いま残さなければ時代の谷間に消えていってしまうことを、
本というかたちをとおして読者に伝えていきます。